GUIDE DU COLON,

ou

COMMENTAIRE

sur

LA LOI D'INDEMNITÉ

DES COLONS DE SAINT-DOMINGUE.

SECONDE ÉDITION.

IMPRIMERIE ANTHELME BOUCHER,
RUE DES BONS-ENFANTS, N°. 34.

GUIDE DU COLON,

ou

COMMENTAIRE

SUR

LA LOI D'INDEMNITÉ

DES COLONS DE SAINT-DOMINGUE.

Par E. GRANGER,

AVOCAT AUX CONSEILS DU ROI ET A LA COUR DE CASSATION.

SECONDE ÉDITION.

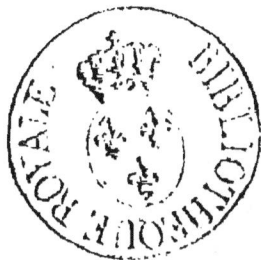

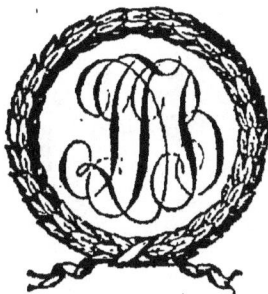

PARIS,

DELAFOREST, LIBRAIRE, PLACE DE LA BOURSE,

RUE DES FILLES-SAINT-THOMAS, N°. 7.

1826.

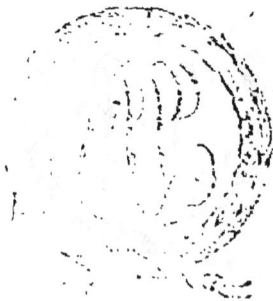

COMMENTAIRE

SUR

LA LOI D'INDEMNITÉ

DES COLONS DE SAINT-DOMINGUE.

PREMIÈRE PARTIE.

§. Ier.

Introduction.

La reconnaissance de l'indépendance de Saint-Domingue touche, de toutes parts, aux intérêts les plus graves. Intérêts civils et de propriété, si on la considère dans ses rapports avec les colons, d'autant plus intéressans qu'ils sont plus malheureux, dont elle consacre à jamais la dépossession. Intérêt national, si l'on prétend que la dignité de la couronne a été compromise. Intérêts du système constitutionnel, si l'on recherche à quel pouvoir il appartenait de faire cette reconnaissance, et par qui elle a été faite. Intérêt public enfin, si l'on embrasse, à-la-fois, d'un seul coup-d'œil, la politique des deux mondes.

La question, vue sous ces différentes faces, a donné lieu à de solennels débats, dans lesquels les diverses opinions ont trouvé d'éloquens interprètes. Il nous a paru utile de rassembler, dans le cadre d'un extrait, les élémens de cette discussion. Nous avons fait précéder notre travail d'un exposé rapide des négociations qui ont précédé la reconnaissance. Le simple récit des faits prouvera seul quelle prudence il y eut dans cette longanimité qui y présida, et quelle adroite fermeté il fallut pour concilier les intérêts si opposés d'un peuple nouveau que sa susceptibilité portait à tout refuser, avec ceux d'un peuple ancien auquel sa dignité faisait un devoir de beaucoup demander.

§. II.

Négociations qui précédèrent la reconnaissance.

L'histoire de Saint-Domingue est courte. Découverte, le 6 décembre 1492, par Christophe Colomb, elle était alors habitée par 2 ou 3 mil-

lions d'Indiens. Les Espagnols s'y établirent ;
la population indigène disparut; les vainqueurs
y restèrent eux-mêmes en petit nombre. Des
aventuriers français, qui se sont rendus célèbres
sous le nom de *Boucaniers*, y débarquèrent
au retour d'une expédition ; ils y firent quelques
défrichemens. La traite des noirs leur procura
les bras nécessaires pour la culture, et bientôt
des prodiges de fécondité et de richesse écla-
tèrent. Ils s'éteignirent dans les horreurs d'une
révolution qui rompit tous les liens. On tenta
depuis de vains efforts pour les renouer. L'île,
abandonnée à elle-même, fut long-temps dé-
solée par ses propres factions. Plusieurs gouvernemens s'étaient établis sous des dénominations
différentes. Là, on affectait les formes monar-
chiques, ici les usages républicains (1). Ceux

---

(1) Les Français évacuèrent Saint-Domingue, après
l'expédition du général Leclerc, le 1er. janvier 1804. Le
7 septembre suivant, Dessaline prit le titre de Jacques Ier.,
empereur d'Haïti. Assassiné dans une conspiration, en
octobre 1805, il fut remplacé par Christophe, qui se
fit sacrer au Cap, le 2 juin 1811, roi d'Haïti. Il y avait
un duc de Limonade, ministre des affaires étrangères; un
duc de la Marmelade, gouverneur d'Haïti; un duc du
Dondon, grand-veneur, etc. Presqu'en même temp

qui adoptèrent ces derniers se donnèrent à eux-mêmes l'utile frein des lois. Des chefs recommandables les soutinrent par leurs qualités personnelles.

La restauration ramena en France nos princes légitimes, et leurs regards se tournèrent aussitôt vers leurs anciennes possessions d'Amé-

---

s'était formée une république dans une autre partie de l'ancienne portion française de l'île. Une assemblée constituante avait été nommée en 1806. Une constitution fut adoptée, et Pétion nommé président d'abord pour quatre ans, et ensuite à vie. Il mourut en mai 1818, et fut remplacé par Boyer. Le roi Henri ayant été mis à mort par ses propres soldats, en 1820, ses États furent réunis à ceux de la république, qui s'augmentèrent encore, en 1821, de la partie espagnole qui, jusqu'alors, était restée séparée du reste de l'île. On comptait, en 1789, dans la partie française, 30,831 blancs, 24,000 mulâtres, et 408,000 esclaves; en tout, 534,831 habitans; et dans la partie espagnole, 125,000 habitans, dont 110,000 hommes libres et 15,000 esclaves, ce qui formait pour toute l'île une population de 659,831 habitans. Aujourd'hui on compte, suivant M. de Humbolt, 820,000 habitans, et suivant le recensement officiel de 1823, un total de 935,335 hommes libres. Parmi les 820,000 habitans que M. de Humbolt a donnés à cette île, il compte 790,000 mulâtres et noirs, et 30,000 blancs. Beaucoup de personnes qui ont été sur les lieux regardent ces calculs comme exagérés.

rique. Dès 1814, des propositions furent faites, mais sans succès. En 1816, la frégate française *la Flore* porta à Saint-Domingue une députation composée de M. *Esmangard* et du comte de *Fontange*. Cette seconde tentative, si elle ne fut pas plus heureuse que la première, eut du moins l'avantage d'établir entre le président *Boyer* et M. *Esmangard* des relations qui servirent ensuite à reprendre les négociations. La réunion de la partie du nord à la république, parut une occasion favorable. M. *Esmangard* écrivit, sous la date du 5 février 1821, au président *Boyer*. M. *Aubert du Petit-Thouars* fut porteur de cette lettre. Arrivé au Cap en mai 1821, il fit part au président des propositions du gouvernement français. Il consentait, lui écrivait-il, à n'exercer qu'une simple suzeraineté, ou un droit de protection semblable à celui de l'Angleterre à l'égard du gouvernement des îles Ioniennes. Ce droit, ajoutait-il, ne peut qu'être avantageux à la république, surtout dans les premiers temps, et il est utile à son indépendance, en écartant toutes les prétentions que l'on pourrait élever sur elle.... Quant aux autres bases du traité, les principales étaient le commerce, aux conditions établies pour la puissance la plus favorisée, et des indemnités pour le territoire et les propriétés.

Le président répondit à M. *Esmangard*, le 10 mai 1821, rejetant fort loin toute idée de suzeraineté, et même de protection d'une puissance quelconque; demandant la reconnaissance pleine et entière de l'indépendance d'Haïti, et consentant seulement à accorder une indemnité et des priviléges commerciaux.

Les négociations rompues recommencèrent en 1823. Le président *Boyer* prit l'initiative. Il remit au général *Boyé*, qui, par sa qualité d'étranger, paraissait plus propre que tout autre à couvrir cette mission du mystère désirable, une lettre, en date au Port-au-Prince, du 5 mai 1823, contenant ses pouvoirs. Ils ne sont relatifs *qu'à la conclusion d'un traité de commerce qui devait avoir pour base la reconnaissance de l'indépendance d'Haïti* (1).

Le général *Boyé* arriva le 2 juillet à Amsterdam. Les conférences s'ouvrirent à Bruxelles, entre lui et M. *Esmangard;* elles se terminèrent sans amener aucun résultat. Les deux points principaux de la contestation furent la forme de la reconnaissance de l'indépendance, et l'indem-

(1) Voyez les pièces officielles relatives aux négociations du gouvernement français avec le gouvernement haïtien, pour traiter de la formalité de la reconnaissance d'Haïti. — Paris; Peytieux, libraire.

nité. Quant au premier, le général voulait qu'elle eût lieu par le premier article du *traité* de commerce, ce qui était contraire à la dignité de la France; sur le deuxième, le général n'entendait par indemnité que des avantages commerciaux qui devaient en amener d'*indirectes*; *M. Esmangard* réclamait des indemnités *directes, en argent.*

Une nouvelle correspondance s'établit entre *M. Esmangard* et le président. Celui-ci lui écrivit, le 4 février 1824: «qu'il était toujours dans les mêmes intentions de traiter sur les bases expliquées dans ses dépêches des 10 et 16 mai 1821; qu'il allait, pour cet important objet, envoyer un négociateur chargé des pouvoirs nécessaires.»

En conséquence, le 1er. mai 1824, les citoyens *Larose*, sénateur, et *Rouanez*, notaire du gouvernement, s'embarquèrent à bord du brick de commerce le *Julius Thalès*, pourvus d'une lettre de créance du président, et de ses instructions, afin de traiter de la reconnaissance de l'indépendance d'Haïti, et d'arrêter les bases *d'un traité de commerce.*

Après avoir rappelé, dans le préambule, qu'il ne pouvait y avoir de garantie pour la conservation des droits civils et politiques du peuple haïtien, que dans une indépendance absolue de toute domination étrangère, en un mot que dans l'indépendance dont il jouissait depuis vingt ans, le président fixe à ses mandataires les règles de leur conduite.

Les envoyés arrivèrent au Havre dans la nuit du 14 juin 1824. Des conférences s'entamèrent entr'eux et *M. Esmangard*, d'abord à Saint-Germain-en-Laye, puis à Strasbourg, et enfin à Paris.

Il résulte du rapport que ces envoyés ont adressé, à leur retour, au président d'Haïti (1), que ce qui fit échouer encore cette nouvelle tentative, fut, d'une part, le mode de reconnaissance, et, de l'autre, l'étendue de cette reconnaissance; les envoyés d'Haïti demandant que cette reconnaissance s'appliquât à *tout* le territoire de Saint-Domingue, et le ministère voulant la restreindre à la partie française, attendu que le Roi de France ne pouvait stipuler pour le Roi d'Espagne. Les envoyés s'embarquèrent au Havre, pour retourner à Haïti, le 15 août 1824, sur *le Cosmopolite*.

Mais enfin les obstacles cessèrent, et l'ordonnance du 17 avril 1825 fut rendue.

---

(1) Voyez les pièces officielles.

§. III.

Ordonnance du 17 avril 1825.

Cette ordonnance est ainsi conçue (1) :

CHARLES, PAR LA GRÂCE DE DIEU, ROI DE FRANCE ET DE NAVARRE; à tous ceux qui ces présentes verront, *salut.*

Vu les art. 14 et 73 de la Charte; — Voulant pourvoir à ce que réclament l'intérêt du commerce français, les malheurs des anciens colons de Saint-Domingue, et l'état précaire des habitans actuels de cette île;

Nous avons ordonné et ordonnons ce qui suit :

Art. 1er. Les ports de la partie française de Saint-Domingue seront ouverts au commerce de toutes les nations. — Les droits perçus dans ces ports, soit sur les navires, soit sur les marchandises, tant à l'entrée qu'à la sortie, seront égaux et uniformes pour tous les pavillons, excepté le pavillon français, en faveur duquel ces droits seront réduits de moitié.

---

(1) Bulletin des Lois; n°. 58.

2. Les habitans actuels de la partie française de Saint-Domingue verseront à la caisse générale des dépôts et consignations de France, en cinq termes égaux, d'année en année, le premier échéant au 31 décembre 1825, le cinquième de 150 millions de francs, destinés à dédommager les anciens colons qui réclameront une indemnité.

3. Nous concédons, à ces conditions, par la présente ordonnance, aux habitans actuels de la partie française de l'île de Saint-Domingue, l'indépendance pleine et entière de leur gouvernement.

Et sera la présente ordonnance scellée du grand sceau. — Donné à Paris, au château des Tuileries, le 17 août de l'an de grâce 1825, et de notre règne le premier. *Signé* CHARLES.

Par le Roi, *le Pair de France, Ministre Secrétaire-d'État au département de la marine et des colonies;* signé Comte DE CHABROL.

Vu au sceau : *Le garde - des - sceaux de France, Ministre Secrétaire-d'État au département de la Justice;* signé Comte DE PEYRONNET.

Visa: *Le Président du Conseil des Ministres;* signé DE VILLÈLE.

Le baron de *Mackau,* capitaine de vaisseau, fut chargé de porter cette ordonnance. Il partit de Rochefort le 4 mai 1825, sur la frégate *la Circée*, et se rendit d'abord à la Martinique, où une escadre était réunie sous les ordres du contre-amiral *Jurieu*. Il parut devant le Port-au-Prince le 3 juillet, et le 11 l'ordonnance fut entérinée par le sénat, dans les formes prescrites par les lois constitutives du pays. La séance fut levée au cri de *vive le Roi de France! vive son fils bien-aimé!* Des fêtes suivirent cet événement (1).

L'indépendance reconnue et l'indemnité fixée, il fallait procéder à sa répartition, et de nouvelles difficultés se présentaient. Le Roi confia le soin d'un travail préparatoire, qui devait les aplanir, à une commission qu'il nomma par son ordonnance du 1er. septembre 1825.

§. IV.

Ordonnance du 1er. septembre 1825.

CHARLES, etc.

Voulant préparer les mesures qui seront nécessaires pour faire droit aux réclamations que formeront les anciens colons de St.-Domingue, en vertu de notre ordonnance du 17 août der-

---

(1) Voyez les journaux du 3 septembre.

nier ; sur le rapport du président de notre conseil des ministres, nous avons ordonné et ordonnons ce qui suit :

Art. 1er. Il sera établi une commission préparatoire, à l'effet de rechercher et de proposer 1°. le mode de réclamation à faire par les anciens colons de Saint-Domingue, ou leurs ayant-cause. 2°. Les bases et moyens de répartition des sommes qui leur sont destinées.

2. Sont nommés membres de cette commission : notre cousin, le duc de Lévis, pair de France, ministre d'État, président; le marquis de Barbé-Marbois, pair de France, ministre d'État, premier président en notre Cour des comptes; le vicomte Lainé, pair de France, ministre d'État; le comte de Ségur, pair de France; le comte Bégouin, conseiller d'État honoraire; le sieur Pardessus, membre de la Chambre des députés, conseiller en notre Cour de cassation; le sieur Gautier, membre de la chambre des députés; le sieur Lévesque, membre de la Chambre des députés; le comte Alexandre de la Borde; le colonel comte de Galiffet; le sieur Flanct, membre du conseil général.

Cette commission présenta, en 1826, dans un rapport au Roi, le résultat de son travail, vrai

chef-d'œuvre de patience et de recherches, où
rien de ce qui pouvait contribuer à jeter des
lumières sur la question n'a été omis. Il se ter-
mine par une série d'articles qui ont servi de
base au projet de loi dont le ministre des finances exposa les motifs à la Chambre des députés,
dans la séance du 11 février 1826. Les discus-
sions s'ouvrirent à la Chambre des députés
dans les premiers jours de mars. Les points sur
lesquels la controverse s'établit, furent principalement :

1º. La nécessité de la loi de répartition ;

2º. L'opportunité de l'ordonnance d'émancipation ;

3º. La légalité de l'ordonnance ;

4º. La forme de la reconnaissance.

§. V.

Nécessité de la loi de répartition.

Ce qui a été commencé par une ordonnance,
disaient les adversaires de cette nécessité, doit
être terminé par une ordonnance (1).

Oui, sans doute, répondit-on, si la répartition
de l'indemnité devait se faire sans aucune dé-

_____

(1) M. Agier, séance du 7 mars 1826.

rogation au droit commun; mais si l'on veut as-
sujettir les indemnitaires à des déchéances qui
ne sont plus la prescription ordinaire ; si les
droits des créanciers doivent être modifiés; si
l'État a lui-même des renonciations à faire ;
si enfin, des priviléges d'exemptions de timbre
et d'enregistrement sont accordés, il est clair
alors que l'intervention de la puissance législative est indispensable (1).

§. VI.

Opportunité de l'ordonnance d'émancipation.

Il est une vérité sur laquelle toutes les opinions ont été d'accord, c'est qu'il était impossible
de laisser subsister l'état précaire dans lequel
se trouvaient depuis long-temps les habitans de
Saint-Domingue, et l'indécision des relations
que nous-mêmes entretenions avec eux.

Forcé de reconnaître, d'un côté, que le commerce doit être libre dans les directions qu'il
adopte ; que nos négocians retiraient un grand
avantage des rapports que la conformité du langage et des mœurs, et le souvenir d'une ancienne

---

(1) M. Pardessus, *Résumé de la discussion*, séance de
la Chambre des députés du 10 mars 1826.

communauté de patrie qui ne s'était pas encore
entièrement effacé, établissaient entr'eux et les
habitans de Saint-Domingue, il était du devoir
du gouvernement français de ne pas défendre
les expéditions qui se faisaient dans nos ports
pour cette île; de les favoriser, au contraire,
comme un moyen d'amener à une transaction
convenable. D'un autre, cependant, la dignité
de la France se trouvait blessée de voir ses sujets
obligés de se munir de passe-ports étrangers, et
l'honneur de son pavillon était offensé des pré-
cautions que l'on prenait pour le cacher, lorsqu'on s'approchait des parages de la nouvelle
république.

Cette situation n'était plus tenable; il fallait la
changer à tout prix.

Plusieurs moyens se présentaient pour atteindre ce but.

1°. Les négociations pour faire rentrer, sans
coup férir, les habitans de Saint-Domingue sous
le joug de l'ancienne obéissance, adoucie cependant par les idées de liberté et de propriété.
Elles ont été reconnues impraticables par ceux-
là mêmes qui se sont prononcés le plus ouvertement contre l'ordonnance. Ils les plaçaient avec
la guerre, jamais sans la guerre.

2°. La guerre. Elle a trouvé de nombreux
partisans; mais tous se sont fait plus ou moins

d'illusion sur les résultats qu'elle devait produire. Sans doute la supériorité de nos forces,
l'état prospère de nos finances, ne permettaient
pas de douter du succès. Mais c'eût été peu que
d'avoir obtenu un triomphe destiné à briller
seulement dans les fastes militaires. Les expéditions de pure conquête ne sont plus du goût de
personne; c'est leur utilité que l'on recherche.

Vue sous ce dernier rapport, la question discutée sagement, à l'aide des connaissances lo-
cales, donnait les solutions suivantes :

Une guerre des plus sanglantes. La plus
grande partie de la population anéantie. Impossibilité de faire rentrer la partie restante dans
l'esclavage. Impossibilité encore de la remplacer
par une autre également esclave, puisque la traite
est abolie. Impossibilité enfin d'y naturaliser
des Européens, et d'obtenir, par leur travail,
les produits qui font la richesse des colonies.

3°. Le troisième moyen d'en finir était une
transaction qui, sans changer l'état actuel des
choses à Saint-Domingue, pouvait cependant
devenir utile et profitable à la France. C'est celui
qui a été adopté.

A la place des tristes résultats d'une reprise
à main armée, l'ordonnance procure aux colons
une indemnité qui, sans doute, est bien inférieure
aux pertes qu'ils ont éprouvées, mais qui cepen-

dant pourra servir à sécher les larmes de quelques-uns de leurs enfans ; elle produit des res-
sources dont chaque jour notre commerce sen-
tira davantage le prix (1) ; tout semble donc,
sous le rapport du *fait*, au moins, laver cette
ordonnance des reproches qu'on lui a adressés.

---

(1) « Ce qui est incontestable, c'est que, dès ce moment, le commerce comporte des échanges qui s'élèvent
déjà à plus de dix millions, et un mouvement de navigation qui occupe trente ou quarante navires ; c'est qu'il
offre déjà un débouché considérable aux productions de
notre sol et de nos manufactures, et que, par conséquent, il est utile aussi à l'agriculture et à l'industrie ;
c'est qu'il nous fournit en échange une quantité considérable de cafés, qui servent à l'approvisionnement du
royaume, sans nuire à nos propres colonies, lesquelles
ont presque abandonné cette culture pour celle du sucre ;
c'est que si, comme il est probable, l'importation des
30 millions de kilogrammes de café que produit déjà
Saint-Domingue, est, en grande partie, assurée à notre
navigation par les priviléges dont elle jouira, un si grand
approvisionnement doit contribuer à ramener dans nos
ports ce commerce d'entrepôt qui faisait autrefois le
principal aliment de notre richesse ; c'est enfin que la sécurité de ces nouvelles relations, d'anciens souvenirs, des
habitudes qu'une longue inimitié n'a pu entièrement ef-
facer, et les progrès de l'industrie dans ces deux pays,
doivent chaque année accroître l'étendue et les profits de
ce commerce. » (M. Gautier, Chambre des députés,
séance du 7 mars 1825.)

Serait-il vrai qu'elle en méritât davantage, sous le rapport du *droit* et des principes constitutionnels ? Nous examinerons cette question dans le paragraphe suivant.

§. VII.

Légalité de l'ordonnance d'émancipation.

Les argumens à l'aide desquels on a attaqué cette légalité, sont ceux-ci :

Le roi, on en convient, a le droit de faire la paix et la guerre, mais il faut distinguer ce droit de celui *d'aliéner.* C'est une vieille maxime de notre monarchie, que *le domaine de la couronne est inaliénable* (1). Des ordonnances qui remontent à Hugues Capet, et qu'on retrouve en foule sous ses successeurs, l'établissent en principe. Des révocations nombreuses d'aliénations en ont été l'application. Il n'y avait d'exception que dans deux cas. Le premier,

_____

(1) Voyez sur l'inaliénabilité du domaine, et ce qu'on entendait par ce mot, l'ordonnance de Charles-le-Bel de 1321, celles de 1374 et 1380; l'édit de Charles IX du mois de février 1566, ceux de Louis XIV et Louis XV de 1667 (avril) et de 1517; enfin la loi du 1er. décembre 1790, qui déclare le domaine aliénable désormais, sous certaines formalités.

celui où il fallait faire un apanage au fils aîné
du prince, ou un douaire à sa veuve, et encore ces
biens faisaient-ils retour à la couronne lorsque les
princes apanagistes venaient à mourir sans enfans.
Le second cas était celui d'une nécessité pour la
guerre, et alors encore les aliénations ne se fai-
saient-elles qu'à la charge d'une faculté perpé-
tuelle de rachat. Dans tous les cas, le concours
des États, quand il y en avait, et, après eux, celui
du parlement, était nécessaire. Si donc un
traité de paix ne contient pas d'aliénation, il est
tout entier dans le domaine du Roi. S'il en renferme, il faut le concours de la nation repré-
sentée autrefois par les états-généraux, et après
eux par les parlemens, et aujourd'hui par les chambres. C'est ainsi que l'on soumit à l'approbation
des états qui la refusèrent, et le traité de
Londres, signé par le roi Jean, durant sa captivité en Angleterre (1), et celui de Madrid, signé
par François Ier., prisonnier de Charles-
Quint (2); les protestations du parlement de Paris
contre le traité fait à Péronne par Louis XI (3),
sauvèrent du moins le principe, quoique d'ail-

---

(1) En 1359.
(2) En 1526.
(3) En 1468.

leurs le despotisme, du prince empêchât le dé-
veloppement des conséquences.

Il est vrai que le traité de Paris (1), par lequel la France cède à l'Angleterre le Canada et
ses dépendances, etc., ne fut point présenté à
l'approbation des parlemens, mais c'était sous
Louis XV. Alors les constitutions du royaume
était oubliées. D'ailleurs il y avait, dans cette
circonstance, guerre ouverte, et par conséquent
nécessité d'un traité. Saint-Domingue, au contraire, a été cédé en pleine paix. Enfin, de nos
jours, on a vu l'auguste auteur de la Charte,
fidèle aux anciennes règles de la monarchie, présenter aux chambres le traité de 1814, par
lequel on cédait quelques portions du domaine
de la couronne, notamment l'île de France.

Il n'y a point de distinction à faire à l'égard
des colonies. Ce sont des conquêtes, il est vrai;
mais les conquêtes font accession au domaine de
la couronne (2). Si elles sont placées par la
Charte dans un régime d'exception, c'est seulement quant à leur *administration* (3), et non en
ce qui touche leur aliénation.

On citerait vainement l'exemple de l'Angle-

---

(1) Du 10 février 1763.

(2) Art. 73 de la Charte.

(3) Un pair (M. de Barbé-Marbois) a soutenu cette

terre, lors de la reconnaissance de l'indépendance de l'Amérique; car encore dans cette cir-

---

distinction entre les colonies et ce qui forme proprement
le territoire du royaume. « Lorsqu'en 1625, a-t-il dit,
le cardinal de Richelieu, investi par Louis XIII de la
charge de grand-maître et surintendant-général de la navigation et du commerce de France, posa les premières
bases d'un système colonial en formant une association
des seigneurs de la compagnie des îles d'Amériques, il
était si éloigné de regarder ces possessions comme la
France même, qu'en son propre nom, et sans aucune
mention de celui du Roi, il délégua à la Compagnie le
droit d'y faire la guerre, un des plus éminens de la souveraineté. »

Cela n'est pas exact; d'abord les lettres-patentes portant création de la charge de grand-maître, chef et surintendant-général de la navigation et du commerce de
France, en faveur du cardinal de Richelieu, qui sont du
mois d'octobre 1626, portent expressément que les contrats, traités ou autres actes faits par le cardinal, *n'auront de force ni vertu qu'ils ne soient ratifiés par le Roi.*
Et la commission donnée par le Cardinal aux sieurs d'E-
nambuc et de Rossy, pour établir une colonie dans les An-
tilles de l'Amérique, du 31 octobre 1626, les autorise
seulement à se pourvoir contre tous danger, efforts et
incursions des pirates qui infectent la mer, et déprédent
les navires marchands, auxquels, en quelque lieu qu'ils
les rencontrent, ils pourront faire la guerre; ensemble à
tous ceux qui empêcheront le trafic et la liberté du commerce aux navires marchands français et alliés. (Voyez

constance il y avait guerre, et ici nous étions en
paix : car le traité fut déposé sur le bureau des
communes ; et s'il ne fut l'objet d'aucune observation, c'est qu'il était l'expression et le résultat
des vœux de la grande majorité des chambres et
de la nation anglaise (1).

Enfin, l'ordonnance contient une violation

Moreau de Saint-Méry, Lois des colonies, tom. I, pag. 16
et 21.)

On voit qu'il y a loin de ce droit de défense naturelle
au droit de guerre politique.

(1) Les articles préliminaires de la paix entre la Grande-
Bretagne et la France, et entre la Grande-Bretagne et
l'Espagne, furent signés à versailles le 20 janvier 1783 ;
et le 27 du même mois, des copies de ces traités, ainsi
que du traité provisoire avec les États-Unis d'Amérique,
furent présentées aux deux chambres du parlement. L'im-
pression en fut ordonnée après un court débat. La discussion fut renvoyée au samedi 17 février. Au jour indiqué,
quatre cent cinquante membres, ou environ, se trou-
vèrent réunis. Après la lecture des pièces, Thomas Pitt,
appuyé par M. Wilberforce, fit la motion de présenter
une adresse de remercîment au roi. Les termes de cette
adresse furent le sujet d'une longue discussion. Plusieurs
amendemens furent proposés. On adopta, *à l'unanimité*,
celui du gouverneur *Johnstone*, ainsi conçu : « Que sa
» Majesté, en reconnaissant l'indépendance des États-
» Unis d'Amérique, en vertu des pouvoirs dont elle avait
» été investie par l'acte du dernier parlement, et qui

manifeste du droit de propriété, puisqu'elle a
disposé de celle des colons sans les consulter, et
sans suivre les règles prescrites par la Charte (1).

On était amené, par ces raisonnemens, à conclure qu'alors même que, considéré comme l'œuvre d'une impérieuse nécessité, l'acte du 17 avril
mériterait l'assentiment ou l'indulgence des
pouvoirs parlementaires, un *bill d'indemnité*,
sans conséquence pour l'avenir, paraissait être le
seul témoignage qu'ils en pussent donner (2).

On répondit:

Qu'il ne s'agissait point d'un *bill d'indemnité*;
que la demande d'un tel bill suppose que les ministres ont conseillé au Roi une mesure qu'il ne
lui appartenait pas de prendre exclusivement;
une mesure pour laquelle le concours des Cham-

» avait pour objet *de donner à Sa Majesté la faculté de*
» *conclure la paix ou une trêve avec certaines colonies*
» *du nord de l'Amérique*, n'avait rien fait que de con-
» forme aux exigences du moment, et au vœu du parle-
» ment. » (Voyez *the Annual register*, tom. 26, 1783,
pag. 148 et 167; et *the Parliamentary register*, vol. 9,
1782-83, p. 318; séance du 21 février.)

(1) Voyez le discours de M. Agier, Chambre des Députés, séance du 7 mars 1826.

(2) M. Bacot de Romans, Chambre des Députés,
séance du 7 mars 1826.

bres serait formellement exigé (1). Que la reconnaissance de l'indépendance de Saint-Domingue n'était pas de ce nombre, et on le prou-
vait à l'aide des considérations suivantes (2).

La colonie de Saint-Domingue, séparée vio-
lemment de la métropole, ne pouvait être considérée comme en paix vis-à-vis d'elle. Il n'y a
paix avec une colonie révoltée que lorsqu'elle
est soumise ou reconnue indépendante. Pour
faire cesser cette situation respective, il fallait
ou une paix ou une guerre. L'une et l'autre
étaient dans le domaine exclusif du Roi (3).

L'acte qui a consommé l'une ou l'autre ne devait émaner que de sa seule volonté; le concours des autres pouvoirs n'était point nécessaire. Cet acte a été dans le principe une *ordonnance*; il est devenu un *traité* par l'entériné-
ment qu'il a reçu à Saint-Domingue; car, à partir de ce moment, il y a contrat synallagma-
tique, ce qui est le caractère des traités et non
des ordonnances (4).

Mais ce traité consacre une *aliénation de*

_____

(1) Voyez le rapport de M. Pardessus, p. 6, séance du
28 février 1826.

(2) Voyez le rapport de M. Pardessus, séance du 28 février; le discours de M. de Frénilly, séance du 7 mars;
le Résumé de M. Pardessus, séance du 10 mars.

(3) Art. 14 de la Charte.

(4) MM. Gautier et Pardessus.

territoire, et, sous ce rapport, le concours des
Chambres était, dit-on, nécessaire; cette distinction ne se trouve pas dans la Charte. *Tous*
les traités de paix sont placés dans les attributions absolues du Roi; il est rare cependant
qu'un traité de paix ne contienne pas, de part et
d'autre, quelques modifications du territoire
respectif. Cependant comme la Charte n'est pas
la seule régle de notre droit public, il faut re-
courir aux *précédens* que nous ont légués les
temps antérieurs à la restauration. Ils sont, suivant les partisans du système contraire, de deux
sortes : 1º. Les principes sur l'inaliénabilité du
domaine; 2º. Le concours obligé des états-généraux et des parlemens, prouvé par des faits historiques.

Le premier se réfute par une distinction fort
juste.

Le *domaine* et le *territoire* sont deux choses.
L'*inaliénabilité* de l'un et la *cessibilité* de l'autre,
deux principes d'ordre différent.

Le *domaine*, ce sont les biens-fonds et les revenus qui appartiennent à la couronne, à titre
de *propriété*, et au Roi, à titre d'usufruitier (1).

_____

(1) Voyez la définition qui s'en trouve dans l'ordonnance de Charles-le-Bel, de 1321, dans l'ordonnance de
1566, et dans la loi du 1er. décembre 1790.

Le *territoire*, c'est l'étendue du pays sur lequel s'exerce la *souveraineté* (1).

L'inaliénabilité ou l'aliénabilité du domaine est une institution du droit public. Chaque peuple peut la régler suivant ce qu'il trouve le plus convenable. Il ne dépend pas de lui de décréter l'incessibilité du territoire; celle-ci relève de la Providence et du Dieu des armées.

---

(1) C'est pour cela, sans doute, que quelques auteurs ont fait venir ce mot de *terrere*. Pomponius dit : *Territorium est universitas agrorum intra fines cujusque civitatis, quod ab eo dictum quidam aiunt quod magistratus ejus loci intra eos fines* TERRENDI; *id est, submovendi, jus habet.* L. 239, §. 8. ff. *de Verb. signif.* Siculus, Flaccus, Frontin, Varron, donnent à ce mot la même origine.

Le domaine et le territoire sont si bien deux choses distinctes, que lorsque la main-morte et la servitude furent abolies dans *le domaine de la couronne*, elles n'en subsistèrent pas moins dans d'autres parties du territoire. C'était aussi par des receveurs différens que se faisait la perception des impôts que le Roi levait sur tout le territoire, en vertu de son droit de souveraineté, et celle des revenus que le Roi retirait des biens des domaines. Enfin, en cas d'aliénation d'une partie du domaine pour nécessité de guerre, ou pour former un apanage à un Fils de France, la couronne perdait momentanément sa propriété, le Roi son usufruit, mais la souveraineté lui restait. C'est ce que déclarent les ordonnances de 1374 et de 1386.

Il a été fait des lois sur l'inaliénabilité du domaine : il devait en être fait. Il n'y en a pas sur l'incessibilité du territoire. Elle est restée une question de politique extérieure, et par conséquent tout entière dans les limites du pouvoir royal.

On veut justifier l'intervention des Chambres par celle des états-généraux et des parlemens.

On soutient que cette intervention était *de droit* sous notre ancienne législation. On en cite des exemples (1).

Voici en quels termes M. Pardessus s'est expliqué à leur égard :

_____

(1) Si la question ne devait être examinée que sous le rapport de la théorie, la réponse serait facile. Jusqu'à la Charte, au Roi seul appartinrent les trois grands pouvoirs qui ont été divisés par elle, savoir : le pouvoir législatif, le pouvoir exécutif, qui lui-même se divise en judiciaire et administratif, et le pouvoir politique.

Sous les deux premières races, le Roi rendait la justice par les seigneurs, dans leurs fiefs ou bénéfices; par ses comtes, ses envoyés et ses centeniers, dans les terres immédiatement soumises à la juridiction royale; dans beaucoup de cas il jugeait lui-même, aidé des conseils du comte du palais et de l'archichapelain.* Dans les causes

* Dagobert, dans un séjour qu'il fit à Dijon, s'occupa tellement du soin de rendre la justice à ses sujets, *ut nec somnum caperet, nec*

« Ils sont au nombre de quatre : le traité de 1359,
appelé le traité de Londres ; deux monumens du
règne de Louis XI, de l'année 1458, savoir :

---

qui offraient un intérêt très grave, il réunissait autour
de lui les grands de l'État à son choix ; quelquefois
même elles étaient portées à l'assemblée générale de la
nation, qui se tenait tous les ans d'abord au mois de mars,
et ensuite au mois de mai.

Les choses changèrent sous Hugues Capet. Chaque
seigneur haut-justicier devint juge souverain dans sa sei-
gneurie. La France se divisa en pays *de l'obéissance le
Roi* et *hors l'obéissance le Roi*. * Le duel ou combat judiciaire remplaça toutes les autres procédures ; et comme
on le regardait comme le jugement de Dieu, l'appel cessa,
et la chaîne qui unissait entr'elles les juridictions suc-
cessives jusqu'à celle du Roi, fut rompue.

Elle se rétablit sous Philippe-Auguste, qui institua
l'appel de défaut et de droit, qui se portait devant la cour
du seigneur dominant lorsque le seigneur inférieur re-
fusait justice. Ce règlement, dit M. Henrion de Pan-

---

cibo saturaretur, intentissime cogitans ut omnes cum justitiâ receptâ,
de conspectu ejus remearent. (Frédégaire, *Vie de Dagobert*, c. 21.)
— Charlemagne employait à cette occupation le temps où il s'habil-
lait. *Litigantes introduci jubebat, et lite cognitâ, sententiam dicebat.*
(Éghinart.) — Un capitulaire de l'an 819 porte : *Ludovicus pius*
(Louis-le-Débonnaire) *ita statuit : Loc missi nostri notum faciant
comitibus et populo, quod nos in omni hebdomadarum die, ad cau-
sas audiendas et judicandas cedere volumus.*

* Établissemens de saint Louis, liv. 2, chap 5.

le traité de Péronne et la tenue des états-généraux de Tours; enfin le traité de Madrid de
1526.

» Pour simplifier la question, je commencerai

---

scy*, subordonnait, à la vérité, la justice des barons à
celle du Roi, mais il leur donnait la même prérogative
sur leurs vassaux, et ils gagnaient plus qu'ils ne per-
daient : il n'excita aucune réclamation.

Saint Louis rendit plus fréquens les appels qui étaient
portés devant ses cours, en ordonnant ** qu'ils auraient
lieu désormais sans combat judiciaire; et ils se multi-
plièrent encore davantage lorsque le combat judiciaire,
d'abord aboli dans les domaines du Roi, le fut ensuite
par la seule autorité de la raison, dans toutes les autres
juridictions. Toutes ces affaires étaient portées devant le
Roi qui les décidait avec *son conseil privé*. Quatre épo-
ques dans l'année étaient principalement indiquées pour
les jugemens, et le conseil privé prenait alors le nom
de *parlement*. Il y avait le *parlement de la Toussaint*,
le parlement de la Chandeleur, etc. Dans les intervalles,
les affaires étaient jugées par le conseil. Celui-ci accom-
pagnant d'ordinaire le Roi dans ses voyages, il en résultait
un très grand inconvénient pour les plaideurs. Philippe-
le-Bel y remédia, en ordonnant que dorénavant le parlement siègerait dans Paris. *Propter commoditatem sub-
jectorum nostrorum et expeditionem causarum, preponi-
mus ordinare quod duo parlementa Parisiis bis tenebun-
tur in anno.* (Art. 62, ordonnance du 23 mars 1302.) —

* *De l'Autorité judiciaire*, etc., pag. 28, in-8°.

** En 1260.

par examiner les deux monumens historiques
du règne de Louis XI. Ils sont étrangers à
l'objet qui nous occupe ; il ne s'agissait point de
cession de territoire, mais d'aliénation de domaine.

Depuis cette époque, le conseil privé fut partagé en
deux sections : l'une qui conserva le nom de *conseil*,
l'autre qui prit celui de *parlement*. La première, composée de membres amovibles ; la seconde, de magistrats
inamovibles. Il résulte de ces détails que, suivant l'expression d'un ancien magistrat, *les parlemens n'étaient
institués que pour rendre la justice*, et qu'ils ne devaient
avoir aucune part aux affaires politiques ; si les lois étaient
enregistrées par eux, c'était parce qu'ils devaient les connaître pour les appliquer.

Quant aux états-généraux, leur convocation dépendait
entièrement de la volonté du Roi ; elle n'avait pour objet
que de les faire voter sur les impôts et subsides ; quant
aux autres parties du pouvoir législatif, les états-généraux ne les partageaient point avec le Roi ; ils n'avaient
à cet égard que la voie de supplique. (Il faut voir Bo-
din, *de la République*, liv. 1, ch. 8 ; et principalement
le chap. 7 du liv. 2 des *Recherches de Pasquier*, qui
commence ainsi : « Encore que quelques-uns qui pensent
avoir bonne part aux histoires de la France, tirent l'assemblée des estats d'une bien longue ancienneté, voire,
sur elle établissent toute la liberté des peuples ; toutefois
ni l'une ni l'autre n'est véritable. »)

» Louis XI, par une faute que l'histoire lui a reprochée plus d'une fois (1), tombe entre les mains du duc de Bourgogne (2), son ennemi et son vassal. Il est obligé de faire un traité. Mais dans ce traité abandonne-t-il la souveraineté de quelque partie de ses états? Non; il abandonne des portions du domaine de la couronne, des terres sur lesquelles il ne conservait pas moins la souveraineté, mais dont il cessait par cet abandon d'être propriétaire et de percevoir les revenus; en un mot, il fait par force une vente très considérable de biens composant le domaine. Sans doute cette aliénation ne pouvait être valable, d'après les lois sur le domaine, que par l'enregistrement au parlement. Mais quand cette aliénation, au lieu d'être aussi considérable qu'elle le fut réellement, au lieu d'avoir été faite à un vassal déjà assez redoutable par ses richesses, l'aurait été à un simple particulier, l'enregistrement au parlement n'eût pas été moins nécessaire. Ce n'est pas comme traité de paix, comme cession de souveraineté que

_____

(1) Voyez Anquetil, *Histoire de France*, t. 5, p. 210 et suivantes.

(2) Charles-le-Terrible ou Charles-le-Téméraire, *ibid.*, p. 204.

le traité de Péronne était présenté à cet enregistrement, car il n'avait pas cet objet; il était présenté, comme on le lit précisément dans ce
traité, pour confirmer les aliénations, *nonobstant toutes les lois, édits, et déclarations qui
interdisaient l'aliénation du domaine.*

» Il en est de même du second exemple.

» Louis XI eut le malheur de trouver dans
son frère un prince lié aux grands vassaux qui
travaillaient à l'abaissement de la maison de
France (1). On sait que la confédération de ces
princes avait pris le titre de *Ligue du bien public*, grand mot dont les factieux ne manquent
jamais de faire usage pour tromper les peuples
et voiler leurs projets. Louis XI était accusé par
les partisans de son frère, et la dureté de son
caractère pouvait prêter quelqu'apparence à
son accusation, de vouloir beaucoup de mal
au prince Charles, de lui refuser un apanage
nonobstant les dernières volontés de son père.
Louis convoque les états-généraux. Le chancelier leur expose que quoiqu'un fils de France
ne dût recevoir pour apanage que 12,000 liv. de

---

(1) Voyez Anquetil, *loc. cit.*, p. 182 et suivantes, et
p. 204.

revenu, ainsi que Charles V l'avait réglé, le
Roi avait été jusqu'à en donner 60,000 à son
frère; que ce prince, ou plutôt ses partisans, exi-
geait qu'on lui donnât encore le duché de
Normandie. Le chancelier ajoute que la Normandie fait, sous le rapport des produits du
domaine de la couronne dans cette province,
une partie considérable des revenus du royaume,
et que si les revenus diminuent, on sera obligé
de mettre de nouveaux impôts. C'était presque
une question d'impôt; c'était au moins une question législative, puisqu'il s'agissait de savoir si
l'on dérogerait aux règles anciennes sur l'apanage des fils de France; puisqu'il s'agissait de
former à l'un d'eux un apanage avec des domaines,
dont une loi seule pouvait autoriser l'aliénation.

» Les deux autres faits tiennent au droit public,
à une cession de territoire, aux intérêts de la
souveraineté. L'un et l'autre, ils ont de commun de se rattacher à de grands malheurs, à
la captivité de deux rois tombés sur le champ de
bataille au pouvoir de l'ennemi.

» Le roi Jean, dans sa captivité, signe le
traité de Londres, de 1359. L'histoire nous
apprend qu'il le signe avec la condition de la ratification par le Dauphin, alors régent de France.
Il n'est pas même question de celle des états-

généraux. Voici les propres termes de l'historien Villaret, continuateur de Vély, tome IX, page 385 de l'édition in-12.

« Le modèle du traité dressé et signé par les
» deux rois, et par le prince de Galles et le duc
» de Bourbon, fut apporté en France, afin que
» le régent la ratifiât. Ce prince trouva excessive
» la dureté des conditions exigées par l'Anglais ;
» toutefois l'appréhension qu'on ne le soupçon-
» nât de ne pas témoigner assez de zèle pour
» procurer la délivrance du roi son père, l'em-
» pêcha de prendre sur lui un refus qu'on au-
» rait pu mal interpréter. Il convoqua les trois
» ordres du royaume. La confusion qui régnait
» alors en France ne permit pas à plusieurs des
» députés des bonnes villes de se rendre à cette
» invitation.

» L'assemblée rejeta unanimement le traité, et
» conseilla au duc de continuer la guerre plutôt
» que d'accepter la paix à ce prix. »

» Que prouve donc cet exemple ? Qu'un modèle de traité était présenté au régent, parce qu'un
roi prisonnier ne pouvant faire d'acte obligatoire
et pour lui-même et pour son peuple, le droit de
consentir les cessions de territoire promises par
le projet de ce traité, appartenait au régent.
Quelle ne devait pas être l'anxiété d'un prince tel
que Charles V, à qui son siècle a donné, à qui

la postérité a confirmé le titre de *Sage!* Il exer-
çait le pouvoir royal; il ne devait pas signer des
sacrifices trop onéreux pour la France; mais il
était fils; on pouvait lui reprocher de manquer
aux sentimens de la nature, s'il eût prolongé la
captivité de son père; l'accuser, comme régent,
de vouloir perpétuer son autorité! Il crut devoir
consulter les états-généraux, non pour ratifier le
traité, sa ratification seule était demandée et
jugée nécessaire, mais pour lui donner un avis
de famille, pour lui dire s'il était convenable
qu'il fît céder l'intérêt de l'État à sa tendresse
pour son père?

» Les états-généraux, non les états factieux
de 1356, lui conseillèrent de refuser; et fort
d'un tel conseil, il ne donna point la ratification.
Dans la suite, au milieu d'un concours d'événemens plus ou moins malheureux, Édouard, aux
portes de Paris, craignant que des Français,
réduits au désespoir, ne tombassent en masse
sur son armée, consentit à faire un traité moins
onéreux pour la France (1). J'avoue que les conditions furent encore assez dures; mais le Dauphin, croyant qu'il lésait moins les intérêts du

_____

(1) Le traité de Bretigny, en 1360. Voyez Anquetil,
Histoire de France, t. 4, pag. 162.

peuple, le souscrivit, et les états-généraux ne furent point convoqués à cet effet. Et d'ailleurs, quand même ce prince eût encore, à cette époque, pris leur conseil, ne sait-on pas l'immense différence qui existe entre un régent et un roi? Pourrait-on en induire la conséquence d'un droit perpétuel et incontesté des états, de ratifier les traités emportant cession de territoire?

» Examinons les événemens de 1526. François Ier était captif. L'histoire a raconté avec quelle déloyauté Charles-Quint le traita; on se rappelle que François Ier disait à ses notables : « Le roi Jean a trouvé un prince généreux à » Londres; l'empereur, oubliant que les prisons » sont faites pour les scélérats et non pour un » roi malheureux, a eu la barbarie de m'en faire » sentir toutes les horreurs. » Charles-Quint savait qu'un Roi captif ne pouvait commander à ses peuples, non pas en ce sens qu'il cessât d'être roi, mais en ce sens que ses actes étaient viciés par le défaut de liberté; il exigea par le traité la ratification des états-généraux (1).

» Cependant François Ier., rendu à la liberté, ne convoqua qu'une assemblée des notables. Je ne prétends pas que les notables de cette époque ne valussent pas les états-généraux

---

(1) Le traité de Madrid. Voyez Auquetil, t. 6, p. 298.

d'une autre époque; mais on avouera du moins
que si, d'après le droit public de France, aux
états-généraux seuls eût appartenu le droit
d'autoriser un traité de cession, des notables
n'auraient pas eu le caractère suffisant pour les
remplacer. »

» Les États de Bourgogne, il est vrai, firent
des remontrances et même des protestations;
ils allèrent plus loin, ils annoncèrent qu'ils résis-
teraient (1). Mais ils en avaient le droit. C'est
un principe avoué par tous les publicistes, que
si un Roi est réduit par la force des choses à
abandonner une province, cette province a le
droit de se défendre elle-même. Le souverain
légitime l'ayant déliée du serment de fidélité,
ne lui donnant plus de protection, elle est libre
à son égard; et cependant comme elle n'a pas
encore prêté serment au vainqueur, elle rentre
dans son droit primitif, et peut chercher à main-
tenir son indépendance.

» Ainsi, c'est dans deux circonstances, les
plus malheureuses peut-être de la monarchie,
avant la grande catastrophe de 1789; dans deux
circonstances qui se rattachent à la captivité de

(1) *Ibid.*, p. 364.

deux rois, dont les actes étaient frappés de la
même nullité que les conventions des particuliers qui ne jouissent pas de leur liberté, qu'on va
chercher des exemples pour établir le droit public de la France! Et quand ces deux exemples
paraîtraient aussi décisifs qu'ils le sont peu, se-
raient-ce donc deux événemens extraordinaires
choisis à de longs intervalles dans l'histoire politique d'une monarchie dont le territoire a
éprouvé, pour son étendue et ses délimitations,
autant de variations que la France, qui consti-
tueraient un droit public certain?

» Jetez les yeux sur les traités par lesquels
nos Rois ont, par suite de guerres malheureuses, ou même par des motifs de convenance
dont le temps a démontré l'utilité, consenti, soit
purement et simplement, soit par voie d'échange,
des portions du territoire français; choisissez
les exemples, non dans les temps où les états-
généraux n'étaient plus assemblés, où les parlemens, par une sorte de consentement du prince
et des sujets, furent investis de l'auguste attribution d'exprimer au Roi les vœux et les besoins
du peuple; mais dans des temps où les états-
généraux étaient presque périodiques, vous ne
trouverez aucun exemple de cessions de terri-
toires soumises à leur approbation.

» Ainsi, ni le droit public ancien, ni le droit

public nouveau de la France, ne justifient, sous ce rapport, l'opinion des adversaires du projet (1). »

----

(1) Saint Louis cède à l'Aragon la souveraineté de Barcelone et du Roussillon. Son fils cède le comtat Venaissin au Saint-Siége. Deux siècles plus tard, Charles VIII se dessaisit de nouveau du Roussillon et de la Cerdagne. Sous Henri II, sous Henri III, sous Henri IV, la France cède à la Savoie, ou échange avec elle d'importantes portions du territoire; la force majeure, la conquête, n'interviennent pas même dans ces traités. Dans ceux de Riswick et d'Utrech, Louis XIV rend à l'Espagne, à l'Autriche, à la Hollande, des places incorporées à la France par les traités antérieurs. A une époque plus rapprochée, Louis XV, par la paix de 1763, cède à l'Angleterre le Sénégal et le Canada; enfin, par le traité du 30 mai 1814, sans parler de l'abandon des contrées que cinq traités avaient rendues françaises, Louis XVIII cède à cette même Angleterre, Tabago, Sainte-Lucie et l'Ile-de-France, et par celui du 20 novembre 1815, il abandonne, à diverses puissances, des portions de la frontière française. Que fait alors ce Roi législateur, ce Roi créateur de la Charte? A l'égard du premier traité, le Roi informe les chambres, dans son discours d'ouverture, qu'il a conclu la paix. A l'égard du second, qui contenait d'immenses stipulations pécuniaires, le Roi le fait communiquer aux deux chambres appelées à voter sur les lois de finances qui devaient en résulter. Il annonce, par l'organe de ses ministres, que, vu l'urgence des circonstances, le traité leur est communiqué, *quoique les ratifications n'aient encore pu*

Après avoir envisagé la question sous le rapport du droit public, on l'a traitée sous celui du droit privé, et l'on a prétendu que le Roi n'avait pu céder les propriétés des colons de Saint-Domingue sans leur concours, ou du moins sans une indemnité préalable. Un judicieux publiciste (1) fait, à ce sujet, les réflexions suivantes : « Si cela est ainsi, il en résulte que la France doit la guerre aux créoles; que c'est une servitude dont elle ne peut se racheter que pour cause légalement constatée et avec une indemnité préalable. Et d'où viendrait ce droit extra-

être échangées. Ce traité, qui cède des frontières, devait donc être ratifié sans leur concours. Enfin, lorsque dix jours plus tard, la loi, pour créer les fonds nécessaires, est apportée aux chambres, on leur donne avis en même temps que le traité est déjà en pleine exécution, et que les versemens journaliers s'accomplissent. La loi de finances fut discutée; le traité fut, comme celui de 1814, l'objet du silence le plus absolu des deux chambres; les esprits les plus libéraux ne parurent pas alors mettre en question les droits de la couronne. Dans cette revue de dix siècles, on ne rencontre ni états-généraux, ni notables, ni chambres appelés à consentir ou à rejeter les aliénations du territoire stipulées aux traités. (M. de Frénilly, Chambre des députés, séance du 7 mars 1826.)

(1) M. de Salvandy, _de l'Émancipation de Saint-Domingue_, p. 74.

ordinaire? Nous ne le savons pas. Où mènerait-
il? A quelque chose de bien simple, la confisca-
tion de la couronne de France au profit des colons de Saint-Domingue. Ce sont eux qui ont le
droit de consentir à la paix, de déclarer la
guerre..... Ces prétentions tiennent à ce que
l'on confond deux choses que nous avons distin-
guées au début de cette longue discussion, que
l'ordonnance royale elle-même semble n'avoir
pas séparées : la chose privée, ou la propriété
des colons, et la chose publique, où la souveraineté de la France. La chose privée a péri par
force majeure; la tempête, soulevant les flots, a
envahi le rivage et tout emporté; l'État doit à
ses citoyens compassion et secours, rien de plus.
L'État ne fait point la guerre à la tempête, à
l'incendie, à la guerre elle-même, pour ravir à
ces fléaux leur proie engloutie; seulement il
vient à l'aide des victimes, et c'est ce que l'honneur comme l'humanité nous commandaient en
faveur des fugitifs de cet Ilion pour jamais dé-
truit.

» Il ne faut pas se tromper sur la nature du
tribut que promet Haïti; on pourra, on devra
l'employer à cicatriser cette plaie douloureuse
dont saigne la patrie même. Mais les 150 millions garantis à la France sont, comme les
80 millions de la Louisiane, le prix de la sou-

veraineté ; autrement quel eût été l'office du mo-
narque dans cette intervention singulière entre
les propriétaires de droit et de fait ? Celui d'un
fondé de pouvoirs, sans doute. Ceci suppose un
mandat ; le mandat suppose le droit de le donner, de le refuser, de le reprendre : et en effet,
nous voyons qu'on demande compte à la couronne de sa délégation. Une fois encore, les sujets prennent la place de prince, parce qu'on
jette le prince dans les inextricables réseaux des
intérêts particuliers auxquels il ne doit pas des-
cendre. La vérité est que le roi n'est le fondé de
pouvoirs de personne ; il ne peut traiter que des
questions d'État ; il ne stipule qu'au nom du
pays et du trône : il est Roi.

§. VIII.

De la forme de la reconnaissance.

Cette reconnaissance ne pouvait avoir lieu que
de trois manières :

1°. Par une loi, c'est-à-dire un acte discuté et
consenti par les pouvoirs législatifs ; mais on a
démontré ci-dessus que cette reconnaissance appartenait de droit au pouvoir exécutif ; qu'elle
faisait partie de la prérogative royale.

2°. Par un traité : mais un traité suppose l'é-

galité de position entre les deux parties contrac-
tantes ; et avant sa reconnaissance , le gouvernement d'Haïti ne pouvait être considéré comme
l'égal du gouvernement français, sans que la
dignité de celui-ci s'en trouvât offensée.

On a cité l'exemple de l'Angleterre, qui a
reconnu l'indépendance de ses colonies par un
traité ; d'abord elle ne le fit qu'à la dernière ex-
trémité ; ensuite quelle différence de situation !
les Américains se présentaient sous l'égide de
la France et de l'Espagne ; ils n'avaient pas dé-
pouillé les propriétaires du sol ; c'était l'indépendance politique seule et non la liberté indivi-
duelle qu'ils réclamaient comme prix de la victoire.
Un traité alors pouvait paraître convenable.
Saint-Domingue, au contraire, n'avait plus
d'alliés ; ses habitans étaient encore sujets de la
France. Il fallait statuer en même temps et sur
la propriété du sol, et sur la souveraineté ; le
mode de transaction usité entre les nations n'é-
tait donc pas admissible (1).

3°. Restait donc la voie d'une ordonnance,
c'est-à-dire d'un acte émané de l'autorité royale,
non pas considérée comme pouvoir exécutif, et

_____

(1) M. le comte de Tournon ; Chambre des Pairs ;
séance du 19 avril. *Moniteur* du 21 avril 1826.

faisant des réglemens pour l'exécution des lois, mais considérée sous le rapport de sa préro-gative, qui lui donne le droit de régler la paix et la guerre, et de les régler dans les formes qui lui conviennent.

Sous d'autres rapports encore, la forme adop-tée a su prévenir les difficultés qui se seraient peut-être élevées entre la France et ses alliés, s'il n'était intervenu qu'un simple traité de com-merce.

N'a-t-on pas cherché à semer des doutes et des alarmes sur la manière dont d'autres puis-sances, et notamment l'Angleterre, envisageraient cette réduction de droit si favorable à la France, dont les produits doivent par-là exclure ceux des autres puissances ? N'a-t-on pas essayé de tirer du choc des intérêts respectifs auquel cette fa-veur allait donner lieu, les conséquences les plus fâcheuses? Et cependant, il faut en conve-nir, nulle discussion sérieuse et fondée en bonne foi ne peut s'élever dans l'état actuel de la forme de l'ordonnance : les plus graves, au contraire, auraient pu naître si celle d'un traité de com-merce avait été adoptée.

Nous disons d'abord qu'aucune difficulté s'é-rieuse et fondée en bonne foi ne peut s'élever dans la forme actuelle de l'ordonnance; et c'est ici le moment de rappeler toute la force que conserve encore le *droit*, alors même qu'il est séparé de la possession réelle.

Les principes du droit des gens sont, à cet égard, conformes à ceux du droit civil, et l'histoire de Saint-Domingue en offre un exemple frappant, puisqu'aucune puissance étrangère ne s'est crue autorisée à traiter ouvertement avec le gouvernement de cette île, avant qu'il eût reçu une existence politique que la France pouvait seule lui donner, puisque les habitans d'Haïti eux-mêmes sont venus la réclamer; puisqu'enfin c'est à ce droit, toujours redoutable malgré sa solitude, que les colons doivent aujourd'hui cette indemnité qui ramènera l'aisance dans quelques-unes de leurs familles.

En vain prêchera-t-on la doctrine des gouvernemens de fait, l'histoire est là pour apprendre quelle prescription est nécessaire pour les légitimer.

Dans l'espèce, une pareille prescription n'était point encore acquise à Saint-Domingue. La France était toujours souveraine; les puissances étrangères, alliées ou non alliées, l'avaient reconnu solennellement, puisque, comme on vient de le dire, aucune d'elles n'avait encore admis Haïti comme état dans les relations que d'ailleurs elles entretenaient avec plus ou moins d'activité avec cette île.

Or, s'il est vrai, en principe, que chaque nation est libre et indépendante dans l'étendue de son territoire et de ses domaines, et que les gouvernemens ne reconnaissent point de juges entr'eux, il faut dire qu'une puissance a le droit d'émanciper une de ses colonies, sans qu'aucune autre puisse élever, contre cet acte, aucune objection. Le droit d'émancipation pure et simple renferme celui d'émancipation sous conditions.

En imposant ces conditions, en soumettant à leur observation l'existence de l'indépendance qu'elle concède, la puissance concédante agit dans le cercle de ses attributions; elle ne fait rien que ce qu'elle a le droit de faire, et d'après la règle qu'il n'y a point de préjudice causé toutes les fois que nous n'usons que d'une faculté qui nous appartient, les gouvernemens étrangers ne peuvent se plaindre, quelque désavantageuses que leur soient d'ailleurs ces conditions d'indépendance.

Il n'en eût point été de même, dans le cas d'un simple traité de commerce, emportant, comme on l'a vu, reconnaissance tacite ou expresse du fait nécessairement antérieur de l'indépendance. Les autres états auraient pu s'étonner de ce que, toutes choses égales d'ailleurs, la France recevait des privilèges.

Enfin, toujours dans la même hypothèse, il y

aurait eu encore cet autre inconvénient, que l'article 125 de la constitution d'Haïti, attribuant au sénat le pouvoir de *sanctionner* ou de rejeter les traités de paix, *de commerce*, etc., rien de ce qui aurait été fait en France de cette manière, n'eût été irrévocable sans le concours du sénat d'Haïti, et l'on aurait vu l'exécution d'un acte du Roi de France suspendue par les délibérations d'une assemblée de ses anciens sujets révoltés.

L'ordonnance a évité ce scandale, et l'on se rappelle que le sénat ne l'a point sanctionnée, mais *entérinée avec respect*.

§. IX.

Loi du 30 avril 1826, *relative à la répartition de l'indemnité*.

Art. Ier. La somme de cent cinquante millions affectée par l'ordonnance du 17 avril 1825, aux anciens colons de Saint-Domingue, sera répartie entre eux, intégralement, et sans aucune déduction, au profit de l'État, pour les propriétés publiques, ainsi que pour les propriétés particulières qui lui seraient échues par déshérence.

2. Seront admis à réclamer l'indemnité énoncée dans l'article précédent, les anciens propriétaires de biens-fonds situés à Saint-Domingue, ainsi que leurs héritiers, légataires, donataires ou ayant-cause. — Les répudiations d'hérédité ne pourront être opposées aux réclamans, si ce n'est par les héritiers qui auraient accepté. — La mort civile résultant des lois sur l'émigration ne pourra non plus leur être opposée.

4..

3. Dans aucun cas, les individus ayant la faculté d'exercer le droit de propriété dans l'île de Saint-Domingue, ne seront admis à réclamer l'indemnité, soit en leur nom propre, soit comme héritiers ou représentans de personnes qui auraient été habiles à réclamer.

4. Les réclamations seront formées, à peine de déchéance, sans égard pour les déclarations sommaires déjà faites, savoir : — Dans le délai d'un an par les habitans du royaume ; — Dans le délai de dix-huit mois par ceux qui habitent dans les autres États de l'Europe ; — Dans le délai de deux ans par ceux qui demeurent hors d'Europe. — Ces délais courront du jour de la promulgation de la présente loi.

5. La répartition de l'indemnité sera faite par une commission spéciale nommée par le Roi. Cette commission sera divisée en trois sections. — En cas d'appel, les deux sections qui n'auront pas rendu la décision, se réuniront et se formeront en commission d'appel pour statuer. — L'appel sera interjeté par déclaration au secrétariat de la commission, dans les trois mois du jour où la décision aura été notifiée.

6. La commission statuera sur les réclamations d'après les actes et documens qui seront produits devant elle, même par voie d'enquête, si elle le juge convenable, et appréciera les biens suivant leur consistance à l'époque de la perte, et d'après la valeur commune des propriétés dans la colonie en 1789. — L'indemnité sera du dixième de cette valeur.

7. Il y aura près de la commission un commissaire du Roi chargé de requérir le renvoi devant les tribunaux, du jugement des questions d'État ou de propriété qui seraient ou pourraient être opposées aux réclamans ; de proposer dans chaque affaire, et spécialement sur la valeur attribuée aux immeubles et sur la quotité des indemnités réclamées, toutes les réquisitions qu'il jugera utiles aux intérêts de la masse ;

d'agir et de procéder, en se conformant aux lois, partout où il y aura lieu, pour la conservation de ces intérêts; et d'interjeter appel des décisions rendues par les sections qui lui paraîtraient blesser ces intérêts.

8. L'indemnité sera délivrée aux réclamans par cinquième et d'année en année. — Chaque cinquième portera intérêt, conformément à l'article 14 de l'ordonnance du 3 juillet 1816, après que la partie correspondante des 150 millions affectés à l'indemnité totale aura été versée dans la caisse des dépôts et consignations. — L'excédant ou le déficit, s'il y en a, lorsque la liquidation aura été terminée, accroîtra ou diminuera la répartition des derniers cinquièmes, au centime le franc des indemnités liquidées.

9. Les créanciers des colons de Saint-Domingue ne pourront former saisie-arrêt sur l'indemnité que pour un dixième du capital de leur créance. — En cas de concurrence entre plusieurs créanciers, celui à qui est dû le prix ou une portion du prix du fonds qui donnera lieu à l'indemnité, sera payé avant tous autres du dixième du capital de sa créance. — Les créanciers seront payés aux mêmes termes que les colons recevront leur indemnité.

10. Il ne sera perçu aucun droit de succession sur l'indemnité attribuée aux anciens colons de Saint-Domingue. — Les titres et actes de tous genres qui seront produits par les réclamans ou leurs créanciers, soit devant la commission, soit devant les tribunaux, pour justifier de leurs qualités et de leurs droits, seront dispensés de l'enregistrement et du timbre.

11. Lorsqu'il s'élèvera des contestations entre divers prétendant-droit à la succession d'un colon qui n'avait pas de domicile en France, et qui n'y est pas décédé, ou entr'eux et ses créanciers, elles seront attribuées au tribunal du domicile

du défendeur; et, s'il y en a plusieurs, au tribunal du domicile de l'un deux, au choix du demandeur.

12. Les contestations renvoyées devant les tribunaux, dans le cas prévu par l'art. 7, seront jugées comme matière sommaire, à moins qu'il ne s'élève quelque question d'état.

13. L'état des liquidations opérées, contenant le nom du réclamant, le montant de l'indemnité, la désignation et la situation de l'objet pour lequel elle est accordée, sera annuellement distribué aux chambres.

§. XI.

Ordonnance d'exécution du 9 mai 1826.

TITRE Ier. — *Des demandes en indemnité, et des pièces qui doivent y être annexées.*

ART. Ier. Les anciens propriétaires de biens-fonds situés dans la partie française de l'île de Saint Domingue; à défaut des anciens propriétaires, leurs héritiers, donataires, légataires ou ayant-cause, devront, pour obtenir l'indemnité, se pourvoir en liquidation auprès de la commission qui sera établie pour la répartition de la somme de 150 millions affectée aux anciens colons de Saint-Domingue. — Leur demande sera déposée au secrétariat de la commission.

2. Toute demande en indemnité contiendra, 1°. élection de domicile du réclamant à Paris; — 2°. Les noms et prénoms du réclamant;—3°. Si ce réclamant est représentant d'anciens propriétaires, les noms et prénoms des individus propriétaires, en 1789, des biens-fonds pour lesquels il se pourvoit en indemnité, et ceux des héritiers intermédiaires qui auraient été habiles à réclamer; — 4°. La dénomination des biens-fonds

en 1789, avec l'indication, 1°. de la ville ou paroisse dans laquelle ils étaient situés; 2°. de leur contenance; 3°. des diverses cultures qui y étaient établies; 4°. des abornemens desdites propriétés; 5°. de la distance de l'embarcadère; 6°. de tous les moyens d'exploitation qui y étaient attachés; 7°. du nombre d'esclaves qui existaient sur les habitations; 8°. des animaux, bâtimens et usines dont elles étaient garnies; 9°. de la nature et quantité des denrées récoltées en 1789 ou dans l'année la plus rapprochée de ladite époque, et généralement de tout ce qui peut conduire à déterminer la valeur des biens-fonds; — 5°. La déclaration, s'il y a lieu, de la portion des ateliers attachés aux propriétés rurales qui aurait été cédée ou vendue au gouvernement anglais pour être incorporée dans l'armée levée lors de l'occupation d'une partie de la colonie par ce gouvernement, ou qui aurait été emmenée par les propriétaires dans d'autres colonies ou en pays étrangers. — Cette demande sera, en outre, appuyée des titres et pièces nécessaires pour établir les droits et qualités du réclamant et la valeur à attribuer aux immeubles, le tout conformément à ce qui va être ci-après indiqué, et au Modèle de demande annexé à la présente ordonnance sous le n°. 1.

3. Lorsque la demande sera formée par l'ancien propriétaire, il devra produire, pour justifier de sa qualité, de ses droits et de la valeur de ses biens-fonds, — 1°. Un extrait de son acte de naissance en due forme; —2° Un acte de notoriété dressé devant un juge de paix, signé par cinq témoins notables et attestant son identité; — 3°. Les actes et titres authentiques propres à établir ses droits à la propriété des biens-fonds pour lesquels il réclame l'indemnité, et, à défaut d'actes et titres authentiques, tels qu'ordonnances de concession, contrats de vente, d'échange, transactions, actes de partage, inventaires, testamens, stipulations dotales ou contractuelles,

constitutions de rentes perpétuelles ou viagères, transports ou tous autres de ce genre; — I. Les déclarations portant description et recensemens de biens-fonds, qui ct lient fournis à l'administration de la colonie, à l'effet de servir à la fixation de l'imposition, mais seulement lorsqu'elles auront date certaine et qu'elles seront revêtues de la signature et de l'attestation de l'officier des milices, commandant la paroisse dans laquelle existe la propriété rurale ou urbaine pour laquelle il se pourvoit en liquidation; — II. Les plans ou extraits de plan possédés par des particuliers, lorsque ces plans, dressés par des arpenteurs assermentés, se seront trouvés sous des cotes d'inventaires ou énoncés dans des actes authentiques, ou que, par d'autres circonstances, ils auront acquis une date certaine; — III. Les extraits des plans généraux qui auraient été déposés à la commission, et dont l'authenticité aurait été reconnue par elle; — IV. Les comptes des gérans rendus à leurs propriétaires, soit en France, soit en pays étranger, particulièrement lorsque ces comptes auront acquis une date certaine; — V. Les états d'évaluation qu'un propriétaire aurait pu avoir faits avant sa mort, comme projet de partage; — VI. Les lettres missives écrites par les propriétaires à leurs femmes, à leurs enfans, à leurs héritiers, à leurs co-sociétaires, en France ou en pays étrangers; celles des gérans et procurateurs aux propriétaires ou ayant droit du propriétaire, lorsque ces lettres auront acquis une date certaine; — VII. Les comptes de ventes et produits des denrées chargées et expédiées de la colonie dans les ports de France et reçues par des maisons de commerce des différens ports du royaume; — Si ces comptes ont acquis une date certaine, s'ils sont contenus dans des registres cotés ou inventoriés, la demande en indemnité devra relater cette circonstance et en rapporter la justification; — VIII. Les extraits qui auront été délivrés par le dépositaire

des archives de la marine à Versailles, et les états d'apposi-
tions ou de levées de séquestre dont les propriétés donnant
lieu à l'indemnité ont pu être l'objet. — Les prétendant-droit
qui ne pourraient fournir les pièces indiquées au présent article, produiront tous autres actes et documens en leur possession.

4. Si l'ancien propriétaire n'est pas français, ou s'il ne ré-
side pas en France, l'extrait de son acte de naissance et l'acte
de notoriété seront revêtus des formalités usitées pour les mêmes
actes dans le pays qu'il habite, et légalisés par nos ambassadeurs, ministres, consuls, vice-consuls, ou tous autres agens
diplomatiques.

5. Si la demande en indemnité est formée par les héritiers,
donataires, légataires ou ayant-cause de l'ancien propriétaire,
les réclamans produiront, indépendamment de l'extrait de
naissance de chacun d'eux, et des pièces énoncées en l'art. 3
ci-dessus, tous les actes propres à établir leurs droits à la succession, sans égard aux lois rendues sur l'émigration, et, lor-
qu'il y aura lieu, l'extrait des registres de l'état civil servant à
prouver les droits du propriétaire dépossédé. — Les héritiers
qui entendront se prévaloir de la renonciation qui aura été faite
à la succession de l'ancien propriétaire par les héritiers natu-
rels ou institués à l'époque de son décès, devront, en outre,
produire une copie en due forme de l'acte de renonciation et la
preuve de leur acceptation.

6. Dans le cas où les réclamans ne pourraient représenter
les actes servant à établir leurs droits à la propriété des biens-
fonds pour lesquels ils se pourvoient en indemnité, ils devront, en justifiant des causes de l'impossibilité où ils se trouvent, demander à la commission l'autorisation d'y suppléer
par voie d'enquête. — Il en sera de même lorsque le défaut de
preuve portera sur la fixation de la valeur à attribuer à la pro-

priété. — Leur demande sera accompagnée d'un certificat du garde des archives de la Marine à Versailles, constatant qu'il n'y existe aucun titre, état de recensement ou tout autre document relatif aux biens dont il s'agit. (*Voir* le modèle de demande annexé à la présente ordonnance, sous le n°. 2.) Si l'autorisation est accordée, la commission désignera les fonctionnaires qui devront recevoir l'enquête, les personnes qui seront entendues et les faits sur lesquels elle portera. — La décision sera, à la diligence du commissaire du Roi, transmise aux fonctionnaires y dénommés, avec invitation d'y satisfaire dans le plus bref délai.

7. Les demandes en indemnité parvenues au secrétariat de la commission, seront immédiatement portées à leur date, et dans l'ordre de leur arrivée, sur le registre qui sera ouvert à cet effet. Ce registre sera côté, paraphé par première et par dernière par un des présidens de la commission. — Elles seront, en outre, revêtues d'un visa signé par le secrétaire en chef, avec indication du n°. et de la date de l'enregistrement. — Le même registre servira également à constater successivement et d'une manière sommaire, la suite donnée à chaque affaire jusqu'à sa conclusion. Il énoncera le nom du réclamant, celui de l'ancien propriétaire, le montant de l'indemnité qui aura été allouée, la désignation et la situation de l'objet pour lequel elle est accordée. Des extraits régulièrement certifiés de ce registre et de l'enregistrement des demandes, seront délivrés à toutes personnes qui prouveront avoir intérêt à les réclamer.

8. Les dispositions contenues aux art. 2, 3, 4 et 5 ci-dessus, ne feront pas obstacle à l'enregistrement des demandes qui seront produites par des prétendant-droit sans justification, à l'effet d'éviter la déchéance prononcée par l'art. 4 de la loi.

9. Les réclamations tendant à obtenir l'indemnité, devront être formées à peine de déchéance, *et nonobstant toutes réclamations sommaires* faites antérieurement à la promulgation de la loi, dans le délai d'un an pour les habitans du royaume, lequel délai court, pour chaque réclamant, du jour de la promulgation de la loi dans le département où est établi son domicile; de dix-huit mois pour ceux qui habitent dans les autres états de l'Europe; et de deux ans pour ceux qui demeurent hors d'Europe. En conséquence, à la fin du jour de l'expiration des délais ci-dessus relatés, et à partir de la promulgation de la loi dans le département le plus éloigné de Paris, il sera procédé, à la réquisition du commissaire du Roi et en présence des présidens des trois sections de la commission, à la clôture des registres. Le résultat de cette opération sera constaté par un procès-verbal indiquant l'heure de la clôture et le nombre de demandes portées au sommier.

10. Les demandes en indemnité présentées à l'enregistrement après le délai d'un an jusqu'à celui de dix-huit mois, devront être accompagnées de la preuve authentique que le réclamant habitait dans les autres états de l'Europe au moment de la promulgation de la loi. — Les demandes qui seront présentées après dix-huit mois jusqu'au terme de deux ans, seront appuyées de la preuve authentique qu'au moment de la promulgation de la loi le réclamant demeurait hors d'Europe.

TITRE II. — *Du commissaire du Roi et de la commission de liquidation.*

11. A la réception et après l'enregistrement des demandes par le secrétaire en chef, elles seront transmises au commissaire du Roi.

12. Le commissaire du Roi procédera à l'instruction des demandes dans l'ordre de leur arrivée. Il est spécialement chargé d'examiner, 1°. s'il y a lieu à demander au réclamant, conformément à l'art. 3 de la loi, la preuve que ni lui ni ses auteurs n'ont la faculté d'exercer le droit de propriété dans l'île d'Haïti; 2°. il vérifiera les titres justificatifs des qualités du réclamant, les titres produits par lui à l'effet de justifier de son droit à la propriété des biens-fonds pour lesquels il demande l'indemnité, et enfin les actes et documens ou toutes autres pièces fournies à l'appui de la demande pour servir à l'appréciation de la valeur des biens-fonds et au règlement de l'indemnité.

13. Si les titres produits par les parties pour justifier de leurs droits et qualités, paraissent insuffisans ou irréguliers au commissaire du Roi, ou s'il s'élève entre les divers réclamans des contestations sur leurs droits respectifs, il requerra leur renvoi préalable devant les tribunaux par des conclusions mo_ tivées qui seront transmises au secrétariat avec toutes les pièces fournies par le prétendant-droit.

14. A l'égard des demandes qu'il estimera régulières, sous le rapport des droits et qualités des parties, il les remettra au secrétariat avec un avis, lequel portera également sur la quotité de l'indemnité réclamée, et sur la valeur attribuée aux immeubles. --- Le commissaire pourra aussi requérir, s'il y a lieu, que la décision des réclamations soit ajournée jusqu'à plus ample informé, ou jusqu'à production des justifications qu'il indiquera.

15. Le secrétaire en chef communiquera aux parties, au domicile qu'elles auront élu à Paris, les conclusions, avis ou réquisitoires du commissaire du Roi, afin qu'elles aient à fournir leurs mémoires et observations.

16. Aussitôt après que le dossier aura été rétabli ou secré-

tariat par les réclamans, le secrétaire en chef inscrira leur demande par ordre de numéro et de date sur les registres spé-
ciaux qui seront tenus pour chaque section, suivant les attributions conférées à chacune d'elles par l'art. 23 ci-dessous.

17. La commission de liquidation instituée par l'art. 6 de
la loi sera divisée en trois sections et composée de vingt-sept
membres.

18. Les rapports seront faits dans chacune des sections
par les membres qui en feront partie, et les affaires seront
distribuées entr'eux par le président.

19. Chaque section de la commission se réunira trois fois
par semaine, et plus souvent s'il est nécessaire, sur la convocation du président.

20. Les sections ne pourront délibérer qu'au nombre de
cinq membres au moins ; en cas de partage, tous les autres
membres de la section seront appelés pour le vider.

21. Le commissaire du Roi pourra assister aux séances de
la commission pendant l'audition des rapports.

22. Le secrétaire en chef est nommé par le président de notre
conseil des ministres. Il tiendra la plume dans les assemblées
générales de la commission, ou lorsque deux sections seront
réunies. Il y aura en outre dans chacune des trois sections, et
pour la rédaction sommaire du procès-verbal des séances, un
secrétaire également nommé par le président de notre conseil
des ministres.

23. La première section de la commission connaîtra des réclamations relatives aux propriétés comprises dans les dix-huit
paroisses composant les deux juridictions du fort Dauphin et
du Cap ; — La deuxième section connaîtra des réclamations
relatives aux propriétés des dix-sept paroisses et de l'île de la
Tortue, formant les trois juridictions du port de Paix, de St.-
Marc et du Port-au-Prince ; — la troisième connaîtra des ré-

clamations relatives aux propriétés comprises dans les cinq juridictions du Petit-Gooave, de Jérémie et de Jacmel; — le tout conformément au tableau annexé à notre présente ordonnance, sous le n°. 3.

24. Les dispositions contenues au précédent article ne seront pas obstacle à ce que les réclamations d'un même ayant-droit, et dont l'examen est attribué à diverses sections, ne soient comprises dans une seule liquidation, si elles sont en état et si le réclamant le demande. — Dans ce cas, elles seront soumises à celle des sections qui, à raison de la situation des biens-fonds donnant ouverture à l'indemnité, était appelée à connaître de la plus forte réclamation.

25. Les affaires dans lesquelles un des membres de la section se trouvera personnellement intéressé, seront renvoyées à une autre section. Le renvoi aura lieu ainsi qu'il suit : si l'affaire concerne un membre de la première section, elle sera attribuée à la deuxième ; si elle concerne un membre de la deuxième, elle sera attribuée à la troisième ; elle sera renvoyée à la première dans le cas où elle serait relative à un membre de la troisième section. En cas de parenté ou d'alliance, les règles tracées par le titre xxi du Code de procédure civile seront observées.

26. En cas de contestation, par un autre prétendant-droit, des qualités et droits du réclamant, la commission ordonnera préalablement le renvoi des parties devant les tribunaux.

27. Lorsque le renvoi devant les tribunaux aura été requis par le commissaire du Roi pour cause d'insuffisance ou d'irrégularité dans les titres justificatifs des qualités et droits du réclamant, il sera statué, avant faire droit sur cette réquisition, ainsi qu'il appartiendra. — Il en sera de même dans le cas prévu au deuxième paragraphe de l'art. 14 ci-dessus.

28. Quand la justification des qualités et des droits n'aura

pas été contestée, ou quand il aura été statué par les tribunaux, la commission, après qu'il lui aura été rendu compte de la demande du réclamant, de l'avis du commissaire du Roi, et après avoir entendu le rapporteur dans ses conclusions, et le commissaire du Roi, s'il le demande, procédera par une seule et même décision, 1°. à la reconnaissance des droits et qualités; 2°. à l'appréciation des biens suivant leur consistance à l'époque de la perte et d'après la valeur commune des propriétés dans la colonie en 1789, et 3°. au règlement de l'indemnité au dixième de cette valeur.

29. Si une enquête a été demandée par la partie ou par le commissaire du Roi, ou si elle est jugée nécessaire par la commission, la décision qui l'autorise ou qui l'ordonne en déterminera la forme comme aussi les fonctionnaires qui la recevront et les personnes qui y seront appelées. — L'exécution en sera suivie conformément au §. 5 de l'art. 6 ci-dessus.

30. Les délibérations de la commission seront signées du président et du rapporteur. Elles seront transmises au commissaire du Roi, en double expédition, par le secrétaire en chef.

31. Dans la huitaine de la transmission qui lui aura été faite de la décision, le commissaire du Roi la notifiera aux parties, au domicile qu'elles auront élu. — Il pourra déclarer dans l'acte de notification, qu'il n'entend pas user de la faculté qui lui est réservée par l'art. 7 de la loi, et néanmoins il conservera le droit de former appel incidemment si la partie se pourvoit contre la décision.

32. Si l'acte de notification ne contient pas la déclaration mentionnée en l'article précédent, le commissaire du Roi aura la faculté d'interjeter appel jusqu'à l'expiration du délai de trois mois, à partir du jour de la notification.

33. Dans le même délai, les ayant-droit qui se croiront

fondés à réclamer contre une décision de la commission, devront interjeter appel ainsi qu'il sera dit ci-après, art. 34. —
Dans ce cas, il sera sursis à l'ordonnáncement de la somme
liquidée jusqu'à la décision à intervenir.

34. En cas d'appel d'une décision, soit de la part du commissaire du Roi dans l'intérêt de la masse des Colons, soit par
les réclamans, conformément aux dispositions de l'art. 5 de la
loi, il sera interjeté par une déclaration faite au secrétariat de
la commission. — Cette déclaration devra être appuyée des
motifs de l'appel; il en sera donné communicati on au commissaire du Roi ou à la partie par le secrétaire en chef, le tout
dans les formes indiquées aux art. 11 et 15 de la présente ordonnance.

35. Les dispositions contenues aux art. 12, 14, 16, 18,
21, 25, 28, 30 et 31 ci-dessus, seront applicables aux jugemens sur appel, lesquels sont attribués par l'art. 5 de la loi
aux deux sections qui n'auront pas rendu la décision. — La
présidence des deux sections appartiendra au plus ancien des
deux présidens dans l'ordre des nominations.

36. Dans le cas prévu au deuxième paragraphe de l'art. 31,
ci-dessus, les ayant-droit à l'indemnité pourront en requérir
l'ordonnancement immédiat à leur profit, en déclarant qu'ils
n'entendent pas exercer de pourvoi. Leur demande à cet effet
contiendra en outre l'indication du département où ils veulent
être payés; à défaut de cette déclaration, l'ordonnancement
n'aura lieu qu'après l'expiration du délai de trois mois accordé
pour le pourvoi par l'art. 5 de la loi.

37. Tous les mois, le commissaire du Roi fera dresser et
transmettre au directeur général de la caisse des dépôts et consignations, un tableau comprenant les liquidations pour lesquelles les ayant-droit auront fait les déclarations voulues par
l'article précédent, celles d'une date antérieure à trois mois au

sujet desquelles il n'aura pas été formé de pourvoi , et celles devenues définitives par un jugement sur appel.

38. A la réception du tableau mentionné à l'article précédent , le directeur général de la caisse des dépôts et consignations fera expédier au nom des ayant-droit , et par cinquième, d'année en année, les mandats de paiement par imputation sur le crédit spécial de 150,000,000 fr. affectés à l'indemnité des anciens colons de Saint-Domingue.

39. L'ordonnancement du dernier cinquième sera accru ou diminué au centime le franc des indemnités liquidées, de l'excédant ou déficit qui sera reconnu lorsque la liquidation aura été terminée, et sans aucune déduction au profit de l'état pour les propriétés publiques, ainsi que pour les propriétés particulières qui lui seraient échues par déshérences, de manière que l'indemnité totale de 150,000,000 fr. soit intégralement employée au profit des ayant-droit.

40. Dans chaque mandat de paiement , le cinquième de la somme liquidée sera , s'il y a lieu, et conformément à l'art. 14 de l'ordonnance du 3 juillet 1816, augmenté de l'intérêt y afférant sur la partie correspondante des 150 millions affectés à l'indemnité totale qui aura été versée dans la caisse des dépôts et consignations.

41. Les opérations du directeur-général de la caisse des dépôts et consignations seront soumises à l'examen et à la vérification de la commission de surveillance instituée près la caisse des dépôts et consignations.

42. Les mandats de paiement seront acquittés à Paris par le caissier de la caisse des dépôts et consignations, et dans les départemens par les receveurs-généraux des finances en leur qualité de correspondans de ladite caisse.

43. Lorsque le porteur de la lettre d'avis sera autre que la

partie dénommée au mandat, il devra, pour en toucher le montant, justifier d'un pouvoir spécial établi en due forme.

44. Conformément aux dispositions de l'art. 13 de la loi, le commissaire du Roi remettra annuellement à notre ministre-secrétaire-d'état des finances, pour être distribué aux Chambres, le tableau des liquidations opérées, contenant par ordre alphabétique le nom des réclamans, le montant de l'indemnité, la désignation et la situation de l'objet pour lequel elle aura été accordée. Ce tableau sera certifié par le secrétaire en chef de la commission, visé par les présidens de section et par le commissaire du Roi. — A la même époque, le directeur-général de la caisse des dépôts et consignations remettra à la commission de surveillance, pour être compris dans son rapport annuel, un semblable tableau indiquant la situation des mandats délivrés et des paiemens effectués.

TITRE III. — Des créanciers des colons.

45. Les créanciers des colons de Saint-Domingue devront, s'ils veulent user de la faculté qui leur est conférée par l'art. 9 de la loi, de former saisie-arrêt sur l'indemnité due à leurs débiteurs pour un dixième du capital de leur créance, signifier leur opposition à la caisse des dépôts et consignations (bureau du contentieux). — Ces oppositions seront faites et l'effet en sera suivi dans les formes prescrites par les lois.

46. Lorsque les créanciers des colons de Saint-Domingue présenteront, en leur qualité d'ayant-cause, une demande en indemnité au lieu et place de leur débiteur, ils seront tenus de la former dans les délais fixés pour les ayant-droit, et de fournir toutes les pièces et de faire toutes les justifications imposées à la partie elle-même. — Néanmoins, la réclamation ne sera instruite et soumise à la commission qu'après que le créancier aura

été autorisé par l'ayant-droit, ou par justice, à exercer les droits et actions de son débiteur.

Titre IV. — *Dispositions générales.*

47. Les anciens colons de Saint-Domingue, leurs héritiers, créanciers, donataires, légataires ou ayant-cause, sont autorisés à se pourvoir auprès du garde des archives de la marine à Versailles, en délivrance d'actes, titres ou documens relatifs aux biens-fonds qu'ils possédaient à Saint-Domingue. — Dans la demande qu'ils formeront à cet effet, ils indiqueront, autant que possible, le nom de la juridiction et de la paroisse et l'année dans lesquelles l'acte réclamé aura été passé, ainsi que le nom du notaire qui l'aura reçu.

48. Les titres produits par les parties ou par le commissaire du Roi, ainsi que les pièces et documens qui auront servi à la liquidation des indemnités, et les rapports présentés à la commission, resteront déposés entre les mains du secrétaire en chef. — La liquidation consommée, tous les dossiers qui s'y rattacheront, seront, sur la réquisition du commissaire du Roi, et à la diligence du secrétaire en chef, transmis aux archives de la marine et des colonies à Versailles.

49. Conformément aux dispositions de l'art. 10 de la loi, il ne sera perçu aucun droit de succession sur l'indemnité accordée aux anciens colons de Saint-Domingue, et les titres et actes de tout genre qui seront produits par les réclamans ou leurs créanciers, soit devant la commission, soit devant les tribunaux, pour justifier de leurs qualités et de leurs droits, seront dispensés de l'enregistrement et du timbre. En conséquence, le garde des archives de la marine à Versailles est autorisé à délivrer sur papier libre les extraits-copies ou tous autres documens relatifs à la liquidation des anciens colons de Saint-Domingue.

5o. Aux termes de l'art. 11 de la loi, lorsqu'il s'élèvera des contestations entre divers prétendant-droit à la success ion d'un colon qui n'avait pas de domicile en France et qui n'y est pas décédé, ou entre eux et ses créanciers, elles seront attribuées au tribunal du domicile du défendeur, et, s'il y en a plusieurs, au tribunal du domicile de l'un deux, au choix du demandeur. — La déclaration d'acceptation sous bénéfice d'inventaire de la succession d'un colon qui n'avait pas de domicile en France, et qui n'y est pas décédé, sera reçue au greffe du tribunal de la Seine.

51. Les réclamans qui seront en contestation sur leurs droits respectifs, ou sur la part afférente à chacun d'eux dans une liquidation, pourront, s'ils administrent la preuve de la réunion en leurs personnes de tous les droits et qualités, demander que la liquidation soit faite collectivement et sans attribution à aucun d'entr'eux. Dans ce cas, l'indemnité restera déposée à la caisse des dépôts et consignations, et ne pourra être touchée par les ayant-droit qu'après règlement et partage, soit à l'amiable, soit par justice, et lorsque notification en aura été faite dans les formes légales au directeur-général de ladite caisse.

52. Toutes les lettres et paquets adressés au commissaire du Roi et au secrétaire en chef de la commission, leur seront remis en franchise de droit.

53. Les réclamans établis hors du territoire européen de la France pourront remettre leurs demandes en indemnité, dans nos colonies, aux administrateurs coloniaux, et, dans les pays étrangers, à nos ambassadeurs, consuls, vice-consuls et résidens, lesquels transmettront ces pièces au secrétariat de la commission, par l'intermédiaire de notre ministre secrétaire-d'état ou département des affaires étrangères. — Les demandes qui parviendront par ce moyen au secrétariat, n'auront d'effet que du jour de leur inscription sur le registre mentionné en l'art. 7 ci-dessus.

54. Le président de notre conseil des ministres est chargé de l'exécution de la présente ordonnance, qui sera insérée au Bulletin des lois.

§. XI.

Modèle de demande en indemnité.

A messieurs les Président et Membres de la Commission de liquidation. — Je soussigné (*si la déclaration est faite collectivement, les noms, prénoms, etc., des réclamans doivent être relatés*), natif de   , arrondissement de   , département de   , habitant et domicilié dans l'arrondissement de   , département de   , appelé par la loi du 30 avril 1826 à faire valoir mes droits au partage de l'indemnité attribuée aux anciens colons de Saint-Domingue, déclare, 1°. faire élection de domicile à Paris, chez M.   , demeurant rue de   , n°.   ; 2°. me présenter en qualité de (*indiquer la qualité de propriétaire en 1789, d'héritier, de donataire, de légataire, ou d'ayant-cause, c'est-à-dire de créancier, cessionnaire ou acquéreur.* — *Si la déclaration est faite en toute autre qualité qu'en celle de propriétaire en 1789, elle devra indiquer les noms et prénoms du propriétaire en 1789 des biens dénommés ci-après, et ceux des héritiers intermédiaires*); 3°. réclamer l'indemnité à liquider, conformément à la loi, pour la propriété connue, en 1789, sous la dénomination de   , située (*indiquer avec le plus de précision possible le nom de la propriété et ceux de la partie de la colonie, de la juridiction, de la paroisse et du quartier où elle était située; énoncer si l'indemnité est réclamée pour tout ou seulement partie de la propriété*); consistant (*déclarer, si la propriété est rurale, la contenance et le nombre de carreaux; le genre ou les divers genres de culture et*

d'exploitation ; la distance de l'embarcadère ; les abornemens par les quatre points cardinaux ; le nombre des
nègres, négresses, négrillons et négrites, avec indication, s'il y a lieu, de la portion des ateliers attachés à
l'exploitation qui aurait été cédée ou vendue au gouvernement anglais, ou emmenée par les propriétaires dans
d'autres colonies ou en pays étrangers ; le nombre et la
nature des bâtimens, des usines, des moulins, des ca-
brouets ; le nombre des chevaux et mulets ; le nombre et
l'espèce des bêtes à cornes, à poils, à laine, attachées à
la propriété ; la quantité en quintaux, poids de marc
(ancienne mesure de poids à Saint-Domingue), des denrées récoltées en 1789 ou dans l'année la plus rapprochée de ladite époque. — Si la propriété est urbaine,
sa localité dans la partie nord, ouest ou sud ; le nom des
ville, bourg ou embarcadère dans lesquels la propriété
était située ; sa nature (hôtels, maisons ou magasins) ; le
montant du loyer et celui de l'imposition annuelle. —
Ajouter enfin, dans l'un comme dans l'autre cas, toutes
les informations que les réclamans croiront utiles. — Si
la valeur des propriétés réclamées est établie dans des
actes authentiques produits avec la déclaration, mention sera faite de la valeur portée auxdits actes). 4º. A
l'appui des énonciations ci-dessus, produire et annexer à
la présente réclamation les titres justificatifs ci-après dé-
décrits au nombre de   , savoir : (Indiquer, et par
ordre de numéro, les pièces justificatives des droits à
l'hérédité et à la propriété, et de la valeur à attribuer à
la propriété).

§. XII.

Modèle de demande pour le cas où on ne peut produire de pièces à l'appui.

A MM. les président et membres de la commission.— Je soussigné, etc. (*les quatre premières déclarations comme ci-dessus*). 5º. Je déclare de plus, en conformité de l'art. 6 de l'ordonnance royale du 9 mai 1826, qu'il m'est impossible de représenter (*énoncer ici les justifications que le réclamant ne peut produire ; si elles se rapportent au droit de propriété sur le bien-fonds pour lequel on réclame, ou si elles sont relatives à la valeur à attribuer aux immeubles ; dans les deux cas, la déclaration doit être accompagnée d'un certificat d'agarde des archives de la marine à Versailles, portant qu'il n'existe aucuns documens relatifs aux biens réclamés*). Attendu que (*rapporter ici les causes générales ou particulières qui s'opposent à la production des justifications ci-dessus mentionnées*). Je demande en conséquence qu'il me soit fait application des dispositions de la loi du 30 avril 1826 et de l'ordonnance du 9 mai suivant, et qu'à cet effet il plaise à MM. les président et membres de la commission de m'autoriser à suppléer à l'absence desdits titres et pièces, en établissant par voie d'enquête (*suivra l'énumération des faits et circonstances sur lesquels doit porter l'enquête*), me bornant à indiquer comme pouvant être entendues dans ladite enquête les personnes ci-après dénommées. (*Le réclamant devra donner ici les noms, prénoms, domiciles et qualités des personnes qu'il désirera faire entendre.*)

§. XIII.

Distribution du travail entre les trois sections de la Commission.

Juridiction.	Nos.	1ʳᵉ. SECTION.	Juridiction.	Nos.	2ᵉ. SECTION.	Juridiction.	Nos.	3ᵉ. SECTION.
F. Dauphin.	1	Ouanaminthe.	Port de Paix.	19	Saint-Louis.	Jéré- Pet.-Goave.	35	Grand-goave.
	2	Fort Dauphin.		20	Port de Paix.		36	Petit-Goave.
	3	Terrier-Rouge		21	Gros-Morne.		37	Fond des nèg.
	4	Letrou.		22	Jean-Rabel.		38	Anse-à-Veau.
	5	Valière.		23	Môle-S.-Nicol.		39	Petit-Trou.
				24	Bombarde.			
Le Cap.	6	Limonade.		25	P.-à-Piment.	mie.	40	Jérémie.
	7	Quart. Morin.		25 b	I. de la Tortue.		41	Cap de Marie.
	8	Granderivière					42	Cap Tiburon.
	9	Dondon.	St.-Marc.	26	Les Gonaïves.	Les Cayes.	43	Les coteaux.
	10	Marmelade.		27	Saint-Marc.		44	Port Salut.
	11	Petite anse.		28	La P.-Rivière.		45	Torbecq.
	12	Cap Français.		29	Les Verettes.		46	Les Cayes.
	13	La plaine du N.						
	14	L'Acul.	Pt.-au-Prince.	30	Mirebalais.	Saint- Louis.	47	Cavaillon.
	15	Le Limbé.		31	L'Arcahaye.		48	Saint-Louis.
	16	Port Margot.		32	La Croix-des-		49	Aquin.
	17	Borgne.			Bouquets.	Jacm.	50	Bayner.
	18	Plaisance et Pi- late.		33	P.-au-Prince.		51	Jacmel.
				34	Leogane.		52	Cayes de Jac.

§. XIV.

Ordonnance qui nomme les Membres de la Commission, du 9 mai 1820.

ART. 1ᵉʳ. Sont nommés membres de la commission chargée de la répartition de la somme de 150 millions affectée aux anciens colons de Saint-Domingue : — Notre cousin le duc de Lévis, ministre-d'état; — les sieurs vicomte Laiué, ministre-d'état; — baron Portal, ministre-d'état; — comte d'Argoult, pair de France; — baron de Montalembert, pair de

France ; — comte de Pontécoulant, pair de France ; — de Gères, membre de la chambre des députés ; —Straforello, *idem ;* — Fadate de St.-Georges, *idem ;* — marquis de Nicolaï, *idem ;* — comte de Blangy ; *idem ;* — André, *idem ;* — Malouet, maître des requêtes, ancien préfet ; — de Kersaint, maître des requêtes ; — Villiers du Terrage, maître des requêtes, ancien préfet ; — Lamardelle, maître des requêtes ; — de Frasans, conseiller à la Cour royale de Paris ; — Chrestien de Poly ; *idem ;* — de Vergès, conseiller-auditeur à la Cour royale de Paris ; — Angellier, ancien préfet ; — Derville Maléchard, *idem ;* — de Flanet, ancien propriétaire à St.-Domingue ; — comte de Gallifet, colonel ; — comte Alexandre de Laborde, ancien propriétaire à St.-Domingue ; — Bouteiller, conseiller de préfecture à Nantes ; — marquis Fournier de Bellevue, ancien propriétaire à Saint-Domingue ; — Michel de Tharon, *idem.*

52. Conformément à l'art. 6 de la loi du 30 avril 1826, la commission sera divisée en trois sections, composée chacune comme il suit :

1re. *Section.* — Le duc de Lévis, président ; — les sieurs baron de Montalembert ; — de Gères ; — Marquis de Nicolaï ; — Malouet ; — Lamardelle ; — Chrestien de Poly ; — de Flanet ; — Bouteiller.

2e. *Section.* — Les sieurs vicomte Daipé, président ; — comte de Pontécoulant ; — Straforello ; — comte de Blangy ; — de Kersaint ; — de Frasans ; — Derville Maléchard ; — comte de Gallifet ; — Michel de Tharon.

3e. *Section.* — Les sieurs baron Portal, président ; — comte d'Argoult ; — Fadate de St.-Georges ; — André ; — Villiers du Terrage ; — de Vergès ; — Angellier ; — comte Alexandre de Laborde ; — marquis Fournier de Bellevue.

3. Le travail sera réparti entre les trois sections, conformément à l'ordre de service établi par l'art. 23 de notre ordonnance en date de ce jour.

4. Le sieur Simonneau, membre de la chambre des députés, conseiller à la Cour royale de Paris, est nommé notre commissaire près la commission.

5. Le président de notre conseil des ministres est chargé de l'exécution de la présente ordonnance, qui sera insérée au Bulletin des lois.

§. XV.

Avis. *Etablissement des bureaux.—Jours de réception.—*
Secrétaire en chef.

Les bureaux de la liquidation sont établis dans l'hôtel du Ministère des finances, rue de Rivoli. — M. le commissaire du Roi recevra tous les jours de 2 h. à 4 h. (1er. étage, n°. 59.) — Les ayant-droit pourront se présenter au bureau du secrétaire en chef (1er. étage, n°. 60) pour y recevoir un exemplaire modèle de chacune des réclamations dont la forme est déterminée par l'ordonn. royale du 9 mai. — A compter du jeudi 2 juin, ils pourront les déposer, avec leurs titres, au même bureau, et en retirer, le jeudi suivant, les extraits d'enregistrement, conformément à l'art. 7 de ladite ordonn. — Les demandes de renseignemens seront adressées au secrétaire en chef par voie de correspondance, en double minute, et à mi-marge; les réponses sur les questions posées seront faites sur l'une des minutes, et renvoyées aux parties. — Par arrêté du 20 mai 1826, le sieur *Wante* a été nommé secrétaire en chef de la commission de liquidation. Il recevra les lundi et jeudi de chaque semaine, de 2 heures à 4 heures.

§. XVI.

Extrait des délibérations de la commission de liquidation de l'indemnité affectée aux Colons de St.-Domingue.

Il a été convenu comme base devant servir aux liquidations des indemnités :

Art. 1er. *Des titres et qualités des parties.* Les hommes de couleur étant légalement présumés avoir la faculté d'exercer le droit de propriété dans l'île d'Haïti, ne pourront être admis à se pourvoir en indemnité, qu'en prouvant qu'ils ne jouissent pas de l'exercice de ces droits. — Quant aux autres réclamans, les circonstances détermineront les cas où l'on pourra exiger d'eux cette preuve, ou faire d'office la preuve contraire.

Art. 2. *De l'établissement du droit de propriété.* Pour justifier les droits de propriété, la commission admet la production de tous les actes authentiques. Elle admet, comme pouvant faire preuve, les actes sous seing-privé ayant date certaine antérieure au 1er janvier 1824. Elle admet comme renseignemens les actes sous seing-privé postérieurs à cette date, sauf à y avoir tel égard que de raison.

Art. 3. *De l'établissement, de la consistance des biens et de leurs produits.* — La consistance des biens sera établie, soit par des inventaires, contrats d'acquîts ou autres actes présentant les masses des biens et leur valeur capitale, soit par les comptes des gérans indiquant les produits. — Lorsqu'on ne présentera que des actes établissant la valeur capitale des biens, quelle que soit la date de ces actes, ils seront pris pour base de l'appréciation, et, dans aucun cas, la preuve testimo-

niale ne sera admise contre et outre leur cont nu. — Mais lorsqu'on présentera les comptes des gérans ou autres actes d'une
époque plus rapprochée de celle de la perte, ces actes servi-
roit à modifier les premiers, soit au profit des réclamans, soit
au profit de la masse. — Entre les comptes des produits de
plusieurs années, on adoptera celui qui paraîtra le plus équi-
table suivant les circonstances. — Lorsque le réclamant justifiera de la valeur de sa propriété par des actes établissant des
modes différens d'appréciation, mais remontant à la même
époque, il pourra requérir sa liquidation suivant le mode qu'il
jugera convenable.

Art. 4. *De l'évaluation des produits.* Lorsqu'à défaut de
titres justificatifs de la valeur de la propriété, la liquidation ne
pourra s'en opérer que sur la justification régulière de ses
produits, la commission appliquera, dans toutes les sections,
les évaluations ci-après, comme valeur commune résultant de
mercuriales authentiques publiées au Cap et au Port-au-Prince,
pendant les quatre années de 1787 à 1790. En conséquence,
elle fixera ces évaluations comme il suit :

Le millier pesant de sucre blanc . . . . 440 fr.
———————— de sucre brut 250
———————— de café 750
———————— de coton 1,360
———————— d'indigo 6,600
———————— de cacao 440
Le boucaut de sirop 75
La barrique de tafia 88

Art. 5. *De l'évaluation des produits par tête d'esclaves.*
Chaque nègre employé dans une sucrerie en blanc, sera es-

timé valoir . . . . 4,850 fr.

Dans une sucrerie en brut 4,000

Toute sucrerie qui ne sera pas prouvée rouler en blanc sera présumée ne faire que du sucre brut; le prix du nègre ne s'établira en conséquence qu'à la dernière évaluation. Si la sucrerie roulait à-la-fois en blanc et en brut, application lui sera faite du prix moyen des deux qualités. . . . . 4,075 fr.

Chaque nègre employé dans une caféyère sera évalué au prix de . . . . 3,250.

Les esclaves de Hattes, places à vivres, Guildiveries, Briqueteries, Tanneries, Fours à chaux, Poteries, seront évalués au prix de . . . . 4,500.

Le prix par tête d'esclaves des propriétés et cotonneries, cacaoteries, indigoteries, sera ultérieurement fixé.

Art. 6. *De la capitalisation des revenus.* Dans tous les cas, l'on prendra pour base de la capitalisation les produits bruts, tels qu'ils seront régulièrement fixés, et sans aucune déduction pour frais. — Les revenus en sucreries, de quelque nature qu'elles soient, sans distinction ni classification, seront capitalisés par dix fois le revenu brut justifié. — Les revenus des caféyères, quelles qu'elles soient, seront capitalisés en les multipliant par huit fois le revenu brut justifié. — Le mode de capitalisation des autres produits sera ultérieurement déterminé. — Les maisons, magasins ou autres propriétés urbaines, dans les villes, bourgs, embarcadères, seront évalués, soit sur le prix des contrats, soit sur le prix du loyer, lequel, déduction faite du dixième, sera multiplié par 10.

Art. 7. *Des enquêtes.* Chaque section de la commission déterminera dans quel cas l'enquête sera admise, sur quels faits elle pourra porter, quels témoins seront entendus, quels officiers de justice de l'administration la recevront, dans quelle forme elle sera faite. — Les réclamans en indemnité, qui demanderont l'enquête, devront énoncer, d'une manière précise, les faits dont ils entendent faire la preuve. — Ils indiqueront les noms et demeures des témoins qu'ils voudront faire entendre. — Les témoins appelés dans l'enquête devront être au nombre de trois au moins; ils prêteront serment de dire la vérité. Il ne pourra en être entendu d'autres que ceux énoncés dans la décision de la commission. — Les témoins ne pourront être entendus sur d'autres faits que ceux contenus dans cette même décision. — Dans le cas où la commission jugerait convenable que l'enquête se fît pardevant elle, elle nommera par sa décision un commissaire pris dans son sein, lequel entendra les témoins en se conformant aux règles ci-dessus. — L'enquête sera transmise en minute à la commission.

FIN DE LA PREMIÈRE PARTIE.

COMMENTAIRE

SUR

LA LOI D'INDEMNITÉ

DES COLONS DE SAINT-DOMINGUE.

~~~~~~

DEUXIÈME PARTIE.

§. Ier.

*Du montant de l'indemnité totale et partielle,
et des bases sur lesquelles elle a été calculée.*

Cette indemnité est de 150 millions de francs.

Cette somme doit être versée par les habitans actuels de la partie française de Saint-Domingue, à la caisse générale des dépôts et consignations, en cinq termes égaux, d'année en année; le premier est échu le 31 décembre 1825 (1).

Voici les bases d'après lesquelles cette indemnité a été calculée.

----

(1) Art. 2, Ordonn. du 17 avril 1825, p. 14.

En 1789, Saint-Domingue fournissait annuellement 150 millions de produits.

En 1823, elle avait fourni aux exportations
en France pour.................... 8,500,000.
à celles en Angleterre pour........ 8,400,000.
à celles aux États-Unis pour..... 13,100,000.

elle avait donc produit environ.. 30,000,000.

La moitié de ce produit a dû être absorbée par les frais de culture, et autres charges de la propriété; reste donc, pour la part des propriétaires du sol, un revenu net de... 15,000,000.

La valeur des biens dans les colonies se calcule sur dix années de revenu; 150,000,000 ont donc paru la somme qui pouvait être exigée, comme le montant de l'indemnité due aux anciens colons, auxquels la concession de l'indépendance d'Haïti enlevait la chance de recouvrer leurs propriétés, par suite du rétablissement possible de l'autorité du Roi à Saint-Domingue (1).

Comme l'indemnité totale est le dixième de la valeur totale des propriétés de l'île, l'indem-

_____

(1) Exposé des motifs, présenté par le ministre des finances. Chambre des députés, séance du 11 fév. 1826, pag. 4.

nité partielle de chaque colon est aussi le dixième de la valeur capitale de sa propriété.

§. II.

Pour quels biens l'indemnité peut être réclamée.

Seulement pour les *biens fonds* situés à Saint-Domingue (1), et dans la partie *française* de cette île (2).

Ainsi l'indemnité pourra être réclamée pour tout ce qui est *immeubles* ou *biens fonds* (3), c'est-à-dire :

1º. Pour les fonds de terre.

2º. Pour les bâtimens situés soit à la ville, soit à la campagne.

3º. Pour les moulins et autres usines sur piliers.

4º. Enfin, pour tout ce qui est réputé immeuble par la loi (4).

Elle pourra encore être réclamée pour les

---

(1) Art. 2 de la loi du 30 avril 1826, p. 51.

(2) Art. 1er. de l'ordonn. du 9 mai 1826, p. 54.

(3) Ces deux mots sont synonymes dans le langage de la loi ; ils y sont employés indistinctement. Voyez les articles 2, 6 et 7 de la loi du 30 avril 1826, p. 51-52.

(4) Voyez les art. 517 et suiv. du Code civil.

esclaves attachés à la culture ; car , encore bien que ces esclaves fussent *meubles*, ils étaient tellement considérés comme faisant *partie du fonds*, qu'on ne pouvait les saisir sans le fonds, ni réciproquement le fonds sans eux. C'est ce qui résulte des articles 44 et suivans de l'édit du mois de mars 1685 , connu sous le nom de *Code noir*(1). Ces sortes d'esclaves sont donc réellement compris sous le mot de *biens fonds* employé

_____

(1) L'article 44 de cet édit déclare les esclaves être *meubles*, et comme tels entrer dans la communauté, etc. L'art. 45 déclare que les esclaves pourront être stipulés *propres*, ainsi que cela se pratique pour les sommes de deniers et autres choses mobilières ; l'art. 46 relatif aux *saisies des esclaves*, ordonne qu'elles auront lieu dans les formes prescrites pour la saisie des choses mobilières: mais vient ensuite, dans l'art. 48, l'exception dont nous avons parlé. Les esclaves attachés à la culture ne peuvent être saisis sans les fonds, si ce n'est par le *vendeur* de ces esclaves. L'art. 53 défend également d'exercer le *retrait* des fonds sans les esclaves. — Remarquez cependant que l'exception contenue dans cet article ne porte que sur *la saisie* ; elle ne change pas la *nature* de l'esclave. C'est ce qui résulte d'un arrêt du conseil supérieur de la Martinique du 5 mai 1684 (Moreau de Saint-Méry, *Lois des colonies*, t. Ier., p. 397); qui décide, *in terminis*, que : « Quoique les nègres et bestiaux soient insaisissables ; ils » seront toujours *meubles.* » Voyez encore un arrêt du cons. d'État du 22 août 1687. (*Ibid.*, t. Ier., p. 460.)

dans la loi, et c'est pour cela qu'il n'en a pas été fait nommément mention (1).

Mais il ne sera dû aucune indemnité, ni pour *les valeurs mobilières*, telles que *marchandises*, *bateaux*, etc. (2), ni pour les esclaves qui n'étaient attachés qu'à la personne du maître, ou qui n'étaient employés que dans des établissemens industriels (3).

Il n'y aura que la perte des *bâtimens* de ces sortes d'établissemens, qui donnent droit à une indemnité (4).

_____

(1) Voyez le Rapport de M. Pardessus, p. 16 et 17. (Chambre des députés, séance du 28 février 1826.) M. Pardessus ajoute : « Si, comme il arrivait fréquem- » ment à Saint-Domingue, des actes de partage, de dona- » tion, legs, ventes, ou tous autres, constatent qu'une ha- » bitation appartenait à l'un, et que les esclaves attachés » à la culture appartenaient à l'autre, ils partageront » l'indemnité chacun dans la proportion de sa propriété. » Il sera donc utile, dans ce cas, que le propriétaire des esclaves se pourvoie devant la commission, afin d'y faire déclarer quelle portion d'indemnité est représentative du sol, et quelle autre l'est des esclaves.

(2) Voy. les art. 528 et suiv. du Code civ.

(3) M. Gauthier ayant fait un amendement tendant à admettre à réclamer l'indemnité les propriétaires d'éta- blissemens industriels et d'ateliers d'esclaves ouvriers et cultivateurs, il fut rejeté à une grande majorité.

(4) Rapport de M. le baron Mounier. Chambre des pairs, séance du 11 avril 1826.

6.

Les motifs de la différence établie entre les biens mobiliers et les immeubles, se trouvent consignés dans l'exposé des motifs (1). L'ordonnance du 17 avril n'a produit, sur les droit des colons, d'autre effet que de faire perdre à la possibilité de leur exercice, l'éventualité du rétablissement de l'autorité du roi à Saint-Domingue, et, en même temps, elle a stipulé un dédommagement. A qui doit appartenir le dédommagement ? A celui qui eût exercé les droits ; et comme les seuls propriétaires d'immeubles avaient l'éventualité de recouvrer leur chose, ceux-là seuls ont aussi droit à l'indemnité, qui est le dédommagement de cette chose.

§. III.

De la nature de l'indemnité.

Cette indemnité doit être réputée *mobilière*. En général, c'est la nature de toute somme d'argent. Il faut des exceptions pour lui en attribuer une autre.

A la vérité, le *prix* de l'immeuble vendu, ou exproprié, est réputé immeuble lui-même, quant aux droits des créanciers ; mais peut-on

_____

(1) Page 6.

dire , dans l'espèce , que l'indemnité soit le *prix*
des anciennes propriétés des colons ? ne doit-on
pas plutôt la considérer comme des *dommages-*
intérêts qui en sont tout-à-fait distincts?

Une maison grevée d'hypothèques brûle.
L'incendiaire est condamné au paiement d'une
somme d'argent , ou bien la compagnie d'as-
surance rembourse la valeur : dira-t-on que ces
deniers sont affectés des mêmes droits hypothécaires que la maison elle-même? Non, sans doute,
car ces deniers sont purement mobiliers.

Pothier (1) pose cette règle : « Les droits de
créance personnelle qui naissent de l'obligation
qu'une personne a contractée envers nous de
nous donner une chose, et qu'on appelle *jus ad*
rem , sont réputés mobiliers , ou immobiliers ,
suivant la nature de la chose due qui fait l'objet
du droit de créance , et dans laquelle ce droit
de créance doit se fondre, se terminer et se réa-
liser. » Et il ajoute : « Le droit de créance qui
résulte d'une obligation de *dommages-intérêts...*
est un droit *mobilier* : car ces dommages-intérêts
devant se liquider et se terminer en une somme
d'argent, la créance de ces dommages - intérêts
tendit ad mobile. »

_____

(1) *De la Communauté*, nos. 69 et 72.

Il n'y a pas lieu d'assimiler l'indemnité des colons à celle des émigrés. On reconnaissait le droit de propriété des émigrés sur les immeubles dont ils avaient été dépossédés. Ils en étaient expropriés pour cause d'utilité publique. L'utilité publique, c'était la tranquillité de l'État, l'inviolabilité des ventes nationales. L'indemnité était donc la représentation, le *prix* de leurs biens : les hypothèques, les priviléges devaient revivre. On en a fait l'objet d'une disposition spéciale (1).

Les colons sont placés dans une catégorie différente. Ils ont été dépouillés de leurs propriétés par une *force majeure*. Ils ne pouvaient les recouvrer que par la guerre, mais le Roi ne leur devait pas la guerre. Le Roi a consenti à faire l'abandon de sa souveraineté, mais il n'a pas cédé les propriétés des colons. Il y a eu une indemnité stipulée. Cette indemnité a été basée sur la valeur actuelle des propriétés. C'est une marque éclatante de l'amour du Roi pour ses sujets. Il a voulu que la justice distributive présidât à un acte de propre mouvement, et que la paix produisît, sans hasards, les avantages qu'on aurait pu attendre d'une guerre. Cepen-

----

(1) Voy. art. 18, loi du 27 avril 1825.

dant. l'indemnité n'est pas le *prix* des habitations; car pour qu'il y ait prix, il faut qu'il y ait *vente*; et une ordonnance, un traité, si l'on veut, tel que l'acte du 17 avril, n'est assurément pas une vente. Aussi voyez ce qui est arrivé.

M. de Gères avait proposé un amendement ainsi conçu : « Les veuves des colons seront ad-» mises à réclamer le montant de leur dot, sans » répétition d'intérêts, sur l'indemnité allouée » aux héritiers de leurs maris, préférablement à » tous créanciers autres que les vendeurs de » fonds. » Cet amendement a été rejeté (1).

Ainsi la Chambre a refusé d'affecter l'indemnité à une hypothèque toute favorable dont l'immeuble était grevé.

Qu'on ne dise pas qu'elle en a agi différemment à l'égard du vendeur, et qu'elle lui a conservé son *privilége* (2), car il est facile de répondre. La condition résolutoire est toujours sous-entendue dans les contrats synallagmatiques, pour le cas où l'une des parties ne satisfait pas à son engagement (3); notamment, le vendeur qui

---

(1) Voyez séance de la Chambre des députés du jeudi 16 mars 1826.

(2) Art. 9 de la loi, p. 59.

(3) Art. 1184, Code civil.

n'est pas payé du prix de la vente, en peut demander la résolution (1). Cette résolution demandée et obtenue en justice, le demandeur aurait été apte à demander l'indemnité au lieu et place de l'acheteur. Il aurait ainsi obtenu le dixième de la valeur de l'immeuble par lui vendu, ou le dixième du prix qui lui en était dû. Que fait la loi? Elle prévient l'action du vendeur, et lui donne, sans procès, sans frais, les droits que les tribunaux n'auraient pu lui refuser. C'est une sorte de jugement général qu'elle prononce, par lequel elle rend au vendeur le nom et la qualité de propriétaire. Ce n'est point un *privilége* sur le *prix* qu'elle lui accorde (2).

La nature de l'indemnité étant reconnue mobilière, il en résulte que cette indemnité tom-

---

(1) Art. 1654, *ibid.*

(2) Le privilége du vendeur et le droit qui résulte en sa faveur de la clause résolutoire, sont tout-à-fait distincts. Le privilége a besoin d'être inscrit pour être conservé. Il se purge. L'action résolutoire s'exerce sans inscription, même contre le tiers-acquéreur de bonne foi qui a purgé. (Voy. arrêt de la C. de cassat., du 2 décembre 1811. Sirey, t. 12, 1, p. 56.—Arrêt du 13 décembre 1813, S. 14, 1, 46.—Arrêt du 3 décembre 1817, S. 18, 1, 124; et M. Favart de Langlade, Nouv. rep., V°. *privilége*, t. 4, p. 553.)

bera dans la communauté légale (1); qu'elle ne sera pas sujette au douaire coutumier (2); qu'en

---

(1) La coutume de Paris régissait Saint-Domingue, ainsi que toutes les autres îles de l'Amérique. (Voyez Moreau de Saint-Méry, t. 1, p. 318.) Suivant l'art. 220 de cette coutume, conforme à l'art. 1401 du Code civil, tout *le mobilier* tombe dans la communauté *légale*. On pouvait déroger à cette disposition dans la communauté *conventionnelle*, par la clause de *réalisation* ou *stipulation de propres*, et convenir que tout ou partie du mobilier serait exclus de la communauté pour être conservé au conjoint seul qui l'aurait réalisé. Dans ce cas, le mobilier ainsi exclu ne tombait pas dans la communauté. Ces clauses étaient fréquentes à l'égard des esclaves qu'une femme apportait en se mariant, et qu'elle faisait passer sur l'habitation de son mari. Lorsqu'elle se rencontrera, il n'y aura pas lieu de comprendre dans la communauté la portion d'indemnité qui représentera ces esclaves. Mais remarquez qu'à la différence des propres *réels*, les propres *conventionnels* se confondaient avec les autres biens mobiliers de la communauté; que le mari pouvait les aliéner, *et qu'il était seulement débiteur de la valeur*. (Pothier, *de la Communauté*, n°. 325.) Le mari pourra donc réclamer, sans le concours de sa femme, l'indemnité qui lui sera due à ce titre, la céder, etc., sauf la créance que la femme ou ses héritiers pourront ensuite exercer lors de la dissolution de la communauté.

(2) Il y avait deux sortes de douaire : le *conventionnel*, qui était ce que la *convention* des parties accordait à la femme dans les biens de son mari pour sa subsistance,

un mot elle subira toutes les conséquences que cette qualité de *meuble* traîne avec elle.

§. IV.

Par qui l'indemnité peut être réclamée.

1º. Par les anciens propriétaires de biens-fonds situés à Saint-Domingue.

2º. Par leurs héritiers.

3º. Par leurs donataires ou légataires.

4º. Par leurs ayant-cause (1).

L'État ne peut rien réclamer, ni pour les propriétés publiques, ni pour les propriétés particulières qui lui seraient échues par déshérence (2).

---

en cas qu'elle survécût; et le *coutumier*, qui était ce que la *loi*, à défaut de convention, accordait à la femme dans le même but. Suivant l'art. 248 de la coutume de Paris, le douaire de la femme était de la moitié des *héritages*, c'est-à-dire des *immeubles* que le mari tenait et possédait au jour des épousailles, et de moitié des héritages advenus depuis en ligne directe.

(1) Art. 2 de la loi, p. 51.

(2) Art. 1er. de la loi, p. 51.

§ V.

Des anciens propriétaires.

L'indemnité n'appartient pas seulement aux anciens *colons*, c'est-à-dire à ceux qui résidaient dans l'île. Elle appartient à tous les anciens *propriétaires* (1).

Ceux-ci sont de plusieurs sortes.

1º. Des Français restés Français.

2º. Des Français devenus étrangers par naturalisation en pays étranger, ou par établissement sans esprit de retour (2).

3º. Des étrangers jouissant des droits civils, et d'autres qui n'en jouissaient pas.

4º. Des gens de couleur libres, appartenant à l'une ou à l'autre des catégories précédentes (3).

---

(1) Le projet de la commission créée par l'ordonnance du 1er. septembre 1825, portait : *Les anciens colons.* (Voy. le Rapport au Roi, p. 65, art. 1er.) On a substitué à ces mots, ceux d'*anciens propriétaires* dans la loi.

(2) Art. 17, Code civil.

(3) Nous ne parlons pas des *esclaves* parce qu'ils ne pouvaient rien avoir qui ne fût à leur maître. Tout ce qui leur venait par industrie ou libéralité, par d'autres personnes, ou autrement, à quelque titre que ce fût, était

Tous sont également habiles à réclamer l'indemnité (1).

---

acquis en pleine propriété à leur maître, sans que les enfans desdits esclaves, leurs père et mère, leurs parens, et tous autres libres et esclaves pussent rien prétendre par succession, dispositions entre-vifs, ou à cause de mort; lesquelles dispositions étaient déclarées nulles, ensemble toutes les promesses et obligations qu'ils auraient faites, comme étant faites par des gens incapables de disposer et de contracter de leur chef. (Art. 28, édit du mois de mars 1685.)

(1) Art. 2 de la loi. — M. Hyde de Neuville, dans la séance de la Chambre des députés du 14 mars 1826 ayant demandé si, dans l'exclusion prononcée par l'art. 3 de la loi, étaient compris indistinctement tous les hommes de couleur pouvant rentrer à Saint-Domingue d'après les lois d'Haïti, M. Pardessus lui répondit que cette question avait été résolue dans le rapport au Roi. Voici en effet ce qu'on y lit, p. 6 : « Cette révolution (celle de Saint-Domingue) a été faite contre les blancs, et l'acte par lequel les habitans actuels d'Haïti ont déclaré leur indépendance, confirmée par leurs actes de constitution et de révision, ont interdit aux blancs la faculté de rentrer dans leurs propriétés; les hommes de couleur et même les blancs qui se sont incorporés à cet État ont pu et peuvent y conserver des biens; il est donc juste qu'une disposition exclue tout individu qui a pu rester propriétaire à Haïti. Il n'est que trop vrai que, depuis sa séparation violente de la métropole, cette malheureuse contrée a eu ses émigrés et ses proscrits; mais si ces proscrits ou ces émigrés ont été les victimes de leurs propres dis-

Une femme, ancienne propriétaire, qui aurait épousé un étranger, serait devenue étrangère (1), mais n'en aurait pas moins droit pour cela à l'indemnité. Il en serait autrement de la fille d'un ancien propriétaire qui aurait épousé un étranger. Elle rentrerait dans la catégorie des *héritiers étrangers*, dont nous parlerons ci-après, pag. 98.

§. VI.

Quels anciens propriétaires sont exclus.

Il n'y a d'exclusion qu'à l'égard d'individus

---

sensions, où serait la justice, de les assimiler aux anciens colons pour qui leur seule qualité de blancs, de propriétaires, de maîtres, a été un titre de proscription et d'expropriation? *Cependant cette exclusion, appliquée sans exception, aurait elle-même son injustice. Des hommes de couleur ont pu s'associer à la cause de la France, subir, par suite de ce dévouement, la perte de leurs propriétés, ou se trouver, par cette conduite, hors d'état de profiter, avec sécurité, de l'autorisation de rentrer dans Haïti. Ces considérations ont porté la commission à proposer une exception en leur faveur, s'ils justifient qu'ils habitent le royaume depuis dix ans au moins.»* La condition imposée par la commission, a été supprimée par la loi, mais le principe n'en est pas moins resté le même. Cette condition a été rétablie par la commission de liquidation. Voy. l'art. 1er. de l'*Extrait de la délibération*, *suprà*, pag. 75.

(1) Art. 12, Cod. civ.

pouvant exercer le droit de propriété dans l'île de Saint-Domingue (1).

L'indemnité n'est pas due, non plus à ceux qui sont privés de cette faculté, par des causes étrangères aux intérêts de la France. Ceux qui auront quitté l'île à une époque postérieure à la révolution qui l'a séparée de la métropole ; ou pour des motifs qui ne se rattachent pas à cette révolution, sont également exclus (2). C'est au commissaire du Roi, chargé de faire toutes les réquisitions qui sont dans l'intérêt de la masse (3), à demander l'exclusion de ces individus, s'il s'en présentait.

§. VII.

Quels motifs ont fait admettre les Français devenus étrangers, et les étrangers.

Ces motifs sont ainsi développés dans le rapport au Roi (4) et dans le rapport de la commission de la Chambre des députés (5).

---

(1) Art. 3 de la loi, p. 52. Les hommes de couleur sont réputés avoir cet exercice jusqu'à preuve contraire. Voy. art. 1er, de l'*Extrait des délibérations de la commission de liquidation*, suprà, pag. 75.

(2) Voyez la note de la pag. 92.

(3) Art. 7 de la loi. — Art. 12 de l'ordonnance du 9 mai 1826, p. 52 et 60.

(4) P. 5.

(5) P. 15.

« En ce qui touche les Français devenus étrangers par établissemens sans esprit de retour ou naturalisation, il y aurait une sorte de barbarie à les repousser. Obligés de chercher un asile partout où l'hospitalité accueillait leur misère, dans un temps où la métropole elle-même était déchirée par les factions, souvent ils n'ont pu obtenir de sécurité dans les pays étrangers qu'en y prenant ou y recevant la qualité de citoyens; qu'en y formant des établissemens qui leur ont fait perdre la qualité de Français sans leur en faire abdiquer les sentimens. En ce qui touche quelques étrangers propriétaires de biens à Saint-Domingue, la mesure qui les admet concurremment avec les Français sera la conséquence de la faculté qu'ils avaient d'y acquérir et d'y posséder. Enfin, les uns et les autres, quoique non Français, sont également, en leur qualité d'anciens colons, frappés de l'interdiction de recouvrer leurs biens dans l'île de Saint-Domingue. »

§. VIII.

Comment s'établit la qualité d'ancien propriétaire. — Quid, s'il ne demeure pas en France, ou n'est pas Français.

Pour justifier de sa qualité, l'ancien propriétaire doit produire, 1° son extrait de naissance en due forme (1), ou un acte qui y supplée, conformément aux art. 70 et 71 du Code civil.

2°. Un acte de notoriété dressé devant un juge de paix (2), signé par cinq témoins notables, et attestant son identité (3).

Si l'ancien propriétaire n'est pas Français, ou ne demeure pas en France, l'extrait de son acte de naissance et l'acte de notoriété devront être revêtus des formalités usitées pour les mêmes actes dans le pays qu'il habite, et légalisés par les ambassadeurs, ministres, consuls, vice-consuls ou tous autres agens diplomatiques de la France (4).

§. IX.

Des femmes mariées à des étrangers ou à des Français.—Veuves.

Une femme, *ancienne propriétaire*, qui au-

---

(1) Art. 3, ordonn. du 9 mai 1826, p. 55.

(2) L'ordonnance ne désigne pas le juge de paix; ce sera celui du domicile, celui de la résidence, ou celui dans la juridiction duquel se trouveront les témoins qu'on voudra faire déposer sur l'identité.

(3) Art. 3, ordonn. du 9 mai 1826, p. 55.

(4) Art. 4, *ibid*, p. 57.

rait épousé un étranger, serait elle-même devenue étrangère (1), mais n'en aurait pas moins
droit à l'indemnité, comme on l'a vu ci-dessus,
§. 5, p. 93.

Il en serait autrement de *l'héritière* d'un ancien propriétaire qui aurait épousé un étranger.
Elle rentrerait dans la catégorie des *héritiers
étrangers* dont il sera question ci-après §. 12,
p. 105, à moins qu'elle ne fût veuve et qu'elle n'eût
recouvré la qualité de Française, conformément
à l'art. 19 du Cod. civ.

Une femme en puissance de mari pourra
bien former utilement sa demande en indemnité, pour éviter la déchéance; mais il ne
pourra être donné suite à cette demande qu'autant qu'elle justifiera de l'autorisation de son
mari, ou, à son défaut, de celle des tribunaux;
car cette autorisation lui est nécessaire pour s'o-
bliger; et elle s'oblige réellement, soit en prenant la qualité d'héritière, soit comme ayant-
droit (2).

Ainsi, la femme qui réclamera comme *veuve*,
devra justifier du décès de son mari, soit par
un extrait des registres de l'état civil, soit par

---

(1) Art. 12, Code civ.
(2) Voy. art. 215, 217, etc., Code civ.

un acte de notoriété, comme il est dit ci-après
à l'égard des héritiers.

§. X.

Des héritiers.

Tous les héritiers indistinctement sont admis
à réclamer l'indemnité à la place de leurs auteurs
décédés.

La commission créée par l'ordonnance du
1er. septembre 1825 avait proposé de restreindre
le droit de successibilité *aux héritiers en ligne
directe, aux frères et sœurs et descendans de
frères et sœurs* (1). Ce système de restriction a
été reproduit par divers orateurs (2), mais il a
été repoussé, et le droit commun a été admis
comme la seule règle à suivre à l'égard des héritiers. On a reconnu que les colons avaient, à
l'indemnité, les mêmes droits qu'ils auraient eus
à leur chose même, si la conquête avait eu lieu.
Or, leurs droits à la chose, ils les auraient transmis à leurs héritiers suivant le droit commun.

---

(1) Voy. p. 7 et suiv. du Rapport au Roi, et l'art 2 de
son projet de loi, p. 64.

(2) MM. Duhamel, Josse-Beauvoir, Bonnet, séances
des 13 et 14 mai 1826.

Il a dû en être de même de l'indemnité représentative de cette chose (1).

§. XI.

Par quelle loi est réglée la qualité d'héritiers.

Par la loi en vigueur *au jour du décès*. C'est la conséquence de la règle : *le mort saisit le vif* (2).

On se retrouvera ainsi sous l'empire de trois législations différentes, suivant l'époque à laquelle la succession se sera ouverte.

Pour les successions ouvertes avant la loi du 17 nivôse an II (3), il faudra consulter les coutumes et le droit écrit.

(1) Rapport de M. Pardessus, p. 18 et suiv. — M. de Martignac, etc., séances de la Chambre des députés, des 13 et 14 mars 1826.

(2) Art. 318, coutume de Paris.

(3) La Loi du 17 nivôse an II, n'a jamais été promulguée à Saint-Domingue, parce qu'à cette époque et depuis, la colonie était au pouvoir des révoltés. Faut-il en conclure que cette loi doit être écartée à l'égard des successions qui se sont ouvertes pendant qu'elle était en vigueur en France, quant aux biens situés à Saint-Domingue, ou plutôt à l'égard de l'indemnité qui les représente aujourd'hui ? Oui, si l'on considère que ce sont ces biens qui se trouvaient dans la succession à l'é-

7.

Celles ouvertes depuis seront réglées par
cette loi du 17 nivôse an II, et par le Code
civil.

---

poque de son ouverture; car 1º. il est de principe que
les immeubles sont régis par les lois en vigueur dans le
lieu de leur situation; 2º. qu'une loi qui n'a pas été promulguée dans un lieu , soit par inadvertance, soit parce
que ce lieu était envahi par la peste ou par les ennemis ,
ne peut régir ce lieu, * ni par conséquent les immeubles qui y sont situés. En partant de ces principes , il
faudrait décider que, ni la loi du 17 nivôse an II, ni les
lois subséquentes, n'auront aucune influence sur le partage
des biens de Saint-Domingue ou de l'indemnité qui les
représente, et que ce partage sera régi par la seule coutume de Paris ; mais il me semble que ce n'est pas ainsi
qu'il faut raisonner.

Depuis la révolte, il existait à Saint-Domingue un
gouvernement *de fait.* Le roi a reconnu l'indépendance
d'Haïti: cette reconnaissance doit avoir un effet rétroac-
tif, et légitimer tout ce qui a eu lieu précédemment.
Ainsi ce n'est pas seulement du jour de la reconnaissance que les colons ont été dépossédés; ils l'ont été du
jour de l'envahissement de fait. De ce jour, leurs droits
se sont changés en une indemnité en argent, indemnité
meuble, comme je l'ai établi ci-dessus, pag. 84 et suivantes. De ce jour, ils ont perdu et biens et domicile à
Saint-Domingue. Leur succession n'a pas pu s'ouvrir à

---

* Voy. Voët., *De Legibus* ; et Toullier, tom. 1.

L'indemnité étant, comme on l'a dit ci-dessus, §. 3, *un meuble*, d'après la règle *mobilia
sequuntur personam*, il faudra considérer quelle
était la loi du *domicile* du défunt.

Saint-Domingue; elle s'est ouverte ou au lieu de leur
résidence en France, ou, s'il n'y en avait pas, à Paris;
et c'est ce que prouve l'art. 5o de l'ordonnance d'exécution qui permet de faire les actes d'acceptation sous bénéfice d'inventaire au greffe du tribunal de la Seine. Voici
donc deux circonstances importantes à remarquer. La
première, c'est que les droits des colons se sont changés
en une indemnité purement *mobilière;* la seconde, c'est
que leur domicile a cessé, de fait et de droit, d'être à
Saint-Domingue, pour être transporté en France. Ces
circonstances donnent la solution de la question, *nam
mobilia sequuntur personam*. Ainsi l'indemnité sera
partagée d'après les lois du domicile, c'est-à-dire d'après
les lois de France au moment de l'ouverture de la succession, c'est-à-dire encore, d'après la loi du 17 nivôse
an II, ou toutes autres.

D'une part, la coutume de Paris, serait-elle restée en
vigueur à Haïti depuis la révolte, ne pourrait être in-
voquée ici; car comment vouloir régler les droits des
colons par les lois d'un pays où, depuis la révolte, ils ne
possèdent plus de droits, où ils sont déclarés incapables
d'en posséder? D'autre part, la loi du 3o avril 1826, et
toute la discussion à laquelle elle a donné lieu, établissent
clairement que c'est l'indemnité qui est réputée avoir été
dès le commencement dans la succession du colon décédé; que c'est cette indemnité qui doit se partager d'après

En général, dans les successions déférées aux *descendans*, tous les enfans, tant mâles que femelles, succédaient également lorsqu'ils étaient au même degré, soit de leur chef, soit par représentation. Cependant il y avait des coutumes qui ne reconnaissaient qu'un héritier, qui était toujours l'aîné; d'autres qui faisaient certains avantages à l'aîné; d'autres qui excluaient la représentation.

La loi du 8 avril 1791 ordonna le partage égal des biens entre tous les enfans, sans dis-

---

les lois de l'ouverture de la succession. Or, encore une fois, cette indemnité est meuble, et la succession n'a pu s'ouvrir qu'en France; donc, etc.

En résumé:

On ne peut disconvenir que la seule chose qui se soit trouvée dans la succession des colons, à quelqu'époque qu'elle se soit ouverte, c'est une *indemnité mobilière*. Reste donc à savoir où s'est ouverte cette succession. Or, d'abord à l'égard des colons qui avaient leur domicile en France, et c'était le plus grand nombre à cause de l'esprit de retour, l'indemnité sera réglée par la loi du 17 nivôse an II, etc. A l'égard de ceux qui avaient transporté leur domicile à Saint-Domingue, la question sera de savoir s'ils avaient conservé là leur domicile, malgré leur bannissement; leur résidence de fait dans un autre endroit, etc.; et la négative ne me paraît pas douteuse.

tinction, soit de sexe ou d'âge, soit des mariages dont ils étaient nés. Elle introduisit la représentation en ligne directe dans les coutumes qui la rejetaient. Il faut voir aussi les art. 64, 68 de la loi du 17 nivôse an II, et l'art. 745 du Code civil.

A l'égard des successions déférées aux *ascendans*, elles seront réglées, soit par le chapitre 2 de la novelle 18, qui préférait les père et mère et autres ascendans à tous les parens collatéraux, hors les frères germains ; par les coutumes qui communément appelaient les parens seuls, et sans le concours des frères ni des sœurs, à la succession des meubles et acquets du défunt (1) ; par l'art. 69 de la loi du 17 nivôse an II, et enfin par les art. 731 et suivans du Code civil.

En ligne collatérale, c'étaient, suivant la coutume de Paris (2), et suivant beaucoup d'autres, les plus proches parens du défunt qui succédaient *aux meubles et acquets immeubles*, à la différence des *propres*, qui appartenaient aux plus proches *du côté et ligne d'où ces propres descendaient*. La coutume de Normandie admettait des priviléges de *masculinité* (3). Ces pri-

---

(1) Art. 311, coutume de Paris.
(2) Art. 325.
(3) Voyez les art. 248, 309, 314, 317.

viléges ont été abolis par la loi du 8 avril 1791.
Voyez encore les art. 62, 75 et suivans de la loi
du 17 nivôse an II, et les art. 750 et suivans du
Code civil.

Quant à la *représentation*, elle était admise à
l'infini en ligne directe, et restreinte, en ligne
collatérale, aux neveux, par le droit romain (1),
par la coutume de Paris (2), et un grand nombre
d'autres. Il y en avait qui l'admettaient à l'infini,
même en ligne collatérale; c'est la disposition de
la loi du 17 nivôse an II (3). Le Code civil la
restreint aux enfans et descendans des frères et
sœurs (4).

Suivant le droit commun, avant le Code,
on succédait à l'infini (5), pourvu que l'on pût
prouver sa parenté (6). Suivant le Code civil,
on ne succède que jusqu'au douzième degré (7).

_____

(1) Nov. 118 et 127.

(2) Art. 319 et 320.

(3) Voy. les art. 77 et suiv.

(4) Art. 742.

(5) Dans quelques coutumes, comme en Normandie,
on ne succédait que jusqu'au septième degré.

(6) Il suffisait qu'en se visitant, on se fût traité de cousin, *hoc est*, v. g., *esse quasi in possessione parentelæ*.
Brod. et Dumoulin, Lapeyrère, V°. *Succession*, n°. 5,
p. 715.

(7) Art. 755.

§. XII.

Du cas où les réclamans seront héritiers d'un étranger et étrangers eux-mêmes.

On a vu ci-dessus, §. 5, que les *anciens propriétaires* étrangers de naissance, ou devenus étrangers, étaient admis à réclamer l'indemnité. Les motifs de cette admission ont été expliqués §. 7. Il est facile de voir que c'est une exception, *toute personnelle* à ces anciens propriétaires, et, comme toute exception de cette nature, elle n'a pu passer aux héritiers.

Remarquez d'ailleurs que c'est le *droit commun* qui règle ce qui concerne *la successibilité.* *Voyez* §. 10. Or, que veut le droit commun ?

Plusieurs législations différentes se sont succédé sur ce point.

1º. *Législation antérieure à la loi du 6 août* 1790.

Sous son empire, l'étranger (1) était capable de tous les actes du droit des gens, incapable des actes du droit civil. Il pouvait bien *donner*

_____

(1) *Non naturalisé ;* car s'il était naturalisé, il était capable de tous les actes civils, comme les Français mêmes.

et recevoir entre vifs, parce que ces actes tiennent au droit des gens (1) ; mais il ne pouvait transmettre sa succession , ni *ab intestat*, parce que les successions tiennent au droit civil, ni *par testament*, parce que c'est aussi un acte du droit civil. Sa succession était dévolue au Roi, en vertu du droit d'*aubaine*.

Ce droit s'appliquait non seulement à l'aubain proprement dit, c'est-à-dire à l'étranger né hors du royaume, *alibi natus*, mais encore au Français qui était sorti du royaume, et qui avait renoncé à sa patrie en s'établissant en pays étranger.

Cependant, à l'égard de ces derniers, une déclaration de 1669 admettait à leur succession leurs *plus proches parens régnicoles* (2).

· On ne distinguait pas entre les meubles et les immeubles. Encore bien que d'ordinaire les meubles suivent la loi du domicile, ils étaient soumis au droit d'aubaine , s'il était certain

_____

(1) Ces actes ont été rangés, par l'art. 25 du Code civ., dans la classe des droits civils; ainsi, depuis le Code, la donation entre vifs d'un aubain ne serait pas plus valable que son testament.

(2) Voy. Bacquet, du *Droit d'aubaine*, p. 144, *in fine*.

que ces meubles avaient été acquis dans le royaume (1).

Les étrangers étaient soumis au droit d'aubaine, non seulement *activement*, mais encore *passivement*, en ce sens qu'ils ne pouvaient pas plus recevoir que donner par testament ou donation à cause de mort (2). On en exceptait les dispositions qui leur étaient faites *à titre d'alimens* (3).

Il n'y avait d'exception à ces règles qu'en faveur *des enfans de l'aubain*. Ils étaient admis à succéder à leur père étranger, s'ils réunissaient ces deux qualités conjointement : d'être nés au royaume, et domiciliés au royaume (4).

Cependant s'il y avait à-la-fois des enfans nés et domiciliés dans le royaume, et d'autres enfans nés hors du royaume, ils succédaient *tous* (5).

Tous ces principes étaient reçus à Saint-Domingue, sans aucune des exceptions qu'on

---

(1) Lapeyrère, V°. Aubaine, p. 73, n°. 5.

(2) Ricard, *des Donations*, 1re. part., n°. 212.

(3) Furgole, *des Testamens*, t. 1, p. 361.

(4) Bacquet, ch. 32, n°s. 3 et 4.—Lapeyrère, n°. 2, *loco citato*.

(5) Bacquet, p. 91, *loco citato*.

admettait en France à l'égard des étrangers sujets d'une puissance avec laquelle il y avait un
traité (1).

On peut résumer ce qui précède en ces termes.

Si l'ancien propriétaire est un *étranger* de
naissance, il faudra distinguer : ou l'indemnité
sera réclamée par *des enfans régnicoles*, et d'autres *non régnicoles* ; elle appartiendra à *tous
conjointement*. Ou elle sera réclamée par des
enfans qui *tous* ne seront pas *régnicoles* ; elle
appartiendra au fisc, et, en vertu de l'art. 1 de
la loi, elle accroîtra au profit de la masse. Le
commissaire du Roi, chargé de veiller aux intérêts de cette masse, devra requérir l'exclusion
des réclamans.

Il en sera de même si les réclamans sont des
parens autres que des enfans, ou des légataires,
régnicoles ou non (2).

_____

(1) Voy. une lettre du ministre de la marine, du 4 janvier 1777. Moreau de Saint-Méry, t. 5, p. 755.

(2) En cas de contestation sur l'état d'un défunt, est-ce
aux héritiers à faire preuve que ce défunt était Français ?
L'auteur de l'article *Aubaine*, dans l'Encyclopédie, soutient l'affirmative ; M. Merlin, V°. *Aubaine*, cite plusieurs arrêts qui mettent à la charge du Roi ou de ses
donataires la preuve que le défunt était aubain.

Si l'ancien propriétaire est un Français devenu étranger, ses parens *régnicoles* seront admis à réclamer l'indemnité qui leur sera dévolue comme *ab intestat*, encore qu'il y ait testament ou donation à cause de mort.

Enfin, si l'ancien propriétaire est un Français, ayant à-la-fois des parens étrangers et d'autres Français, ceux-ci exclueront ceux-là, encore bien que plus éloignés. S'il y a un testament au profit d'un étranger, les héritiers régnicoles pourront eux-mêmes en demander la nullité (1).

2o. *Lois du 6 — 18 août* 1790. — *Lois du* 13 — 17 *avril* 1791. — *Constitution du 3 septembre* 1791, *tit.* 6.

La première de ces lois abolit le droit d'aubaine et celui de détraction (2). La seconde dé-

_____

(1) C'est ainsi que le sieur Torton, Français, ayant institué le sieur Thélusson, Genevois, son légataire universel, et les héritiers *ab intestat* du sieur Torton ayant demandé la nullité de ce legs, sur le fondement que le légataire était étranger, elle fut prononcée, par arrêt du parlement de Paris, du 1er. avril 1729. Denizart, V°. *Aubaine.*

(2) *Détraction*, droit par lequel le souverain *distrait* à son profit une certaine partie des successions qu'il permet aux étrangers de venir recueillir dans son royaume.

clare que cette abolition s'étend *à toutes les pos-*
sessions françaises, même dans les deux Indes.
La constitution assimile entièrement les étrangers aux Français, quant au droit d'acquérir, de
succéder, de disposer, etc.

3°. *Art.* 11, 726, 912 *du Code civil.*

Suivant ces articles, la condition de l'étranger
en France est réglée par les traités de la nation
à laquelle cet étranger appartient.

S'il n'y a pas de traités, le droit d'aubaine
subsiste, et ce qui a été dit ci-dessus s'applique.

S'il existe des traités, il faut s'en rapporter à
leurs dispositions (1).

_____

(1) Remarquez que si le traité portait simplement
abolition du droit d'aubaine, il n'en résulterait pas que
l'étranger pût succéder à son parent français. Cela
vient de ce que l'étranger est frappé de deux sortes d'incapacités. Incapacité de recueillir la succession d'un
régnicole; incapacité de transmettre sa succession, soit à
un régnicole, soit à un autre étranger. Le droit d'aubaine est fondé sur cette seconde incapacité. Par l'abolition de ce droit, l'étranger est relevé de la seconde incapacité; il ne l'est pas de la première. (Voy. Répertoire,
Vᵒ. *Héritiers*, sect. 6, §. 3, p. 674 et 682. — Arrêt de la
C. de cass., sect. civ., du 28 déc. 1826, S. 1826: 1. 281.)
Une autre observation importante se rapporte *aux*

4°. *Loi du 14 juillet 1819.*

Elle abroge les art. 726 et 912 du Code civil, et déclare, en conséquence, que les étrangers auront le droit de succéder, de disposer et de recevoir *de la même manière que les Français*, dans toute l'étendue du royaume.

§. XIII.

Acceptation et répudiation d'hérédité.

Si d'autres héritiers n'ont pas accepté, ceux qui ont renoncé peuvent réclamer l'indemnité (1).

---

enfans nés en France d'un étranger. Si, *dans l'année de leur majorité*, ils n'ont pas *réclamé* la qualité de Français, ils sont considérés comme étrangers, tenus de remplir, pour obtenir la qualité de Français, les formalités prescrites aux étrangers, et ne peuvent recueillir que les droits ouverts depuis l'accomplissement de ces formalités. (Art. 20, Code civ.) Si, au contraire, ils *réclament* cette qualité dans l'année de la majorité, ils sont censés avoir toujours été Français. (**M.** Toullier, t. 1, n°. 208, p. 183; mais voyez Malleville, sur l'art. 10 du Code civil.)

(1) Art. 79, Code civil.

Si d'autres héritiers ont accepté *purement et simplement*, ou *sous bénéfice d'inventaire* (1), ils excluent ceux qui ont renoncé.

Si des héritiers ont accepté, et que d'autres n'aient ni renoncé ni accepté, les premiers ne peuvent écarter les autres qu'autant que la faculté d'accepter ou de répudier est *prescrite* (2).

Les héritiers feront sagement de n'accepter que *sous bénéfice d'inventaire*. Leur déclaration, à cet égard, devra être faite au greffe du tribunal de première instance *de la Seine*, lorsque la succession se sera ouverte, *soit à Saint-Domingue, soit en pays étranger* (3).

Si la succession s'est ouverte *en France*, ce sera au greffe du tribunal de première instance dans l'arrondissement duquel la succession se

---

(1) La commission avait proposé de n'admettre à opposer les répudiations que ceux qui auraient accepté *purement et simplement*. C'était une dérogation au droit commun, suivant lequel un héritier ne peut exercer un droit qu'il a refusé d'exercer qu'autant qu'un autre droit n'est pas acquis; mais quand il y a acceptation, il y a un droit acquis, auquel il ne peut être dérogé. Ces motifs ont fait rejeter l'amendement.

(2) Voyez les art. 789, 2262 et 2281, Code civ.

(3) Art. 50, ordonn. du 9 mai 1826, p. 67.

sera ouverte , conformément à l'article 784 du Code civil.

Je dois prévenir ici les *héritiers* que la faveur de la loi, qui ne permet aux créanciers de ne saisir l'indemnité que pour un dixième de leur créance, et leur impose des termes de paiement, n'est pas faite pour eux ; car, ou l'héritier prendra la qualité d'héritier pur et simple, et dans ce cas il s'exposera à être poursuivi sur ses biens personnels pour les neuf dixièmes restant de la créance, et c'est sans doute un danger qu'aucun héritier ne voudra courir; ou il prendra la qualité d'héritier bénéficiaire, et dès cet instant il deviendra un simple administrateur de la succession, assujetti à rendre compte de tout ce qui s'y est trouvé. Les créanciers n'auront plus besoin de former opposition; ce sera par l'action en reddition de compte qu'ils agiront, lorsque l'indemnité liquidée aura été touchée par l'héritier bénéficiaire; et si la solvabilité de celui ci ne leur présente pas les garanties suffisantes, ils pourront lui faire donner caution : l'héritier bénéficiaire n'ayant aucun droit qu'après que tous les créanciers sont payés *intégralement,* chaque cinquième sera dévolu en entier à ces créanciers, jusqu'à ce qu'ils soient entièrement remplis de leurs créances; et si les créances équivalent seulement au dixième de la valeur originaire de la

8

propriété, elles absorberont toute l'indemnité, et l'héritier n'aura rien.

Les héritiers de l'ancien propriétaire qui ayant lui-même touché son indemnité, n'aura payé qu'un dixième à ses créanciers, et sera parvenu à leur soustraire le surplus de leur indemnité, en le plaçant en valeurs insaisissables, seront également tenus de rendre compte de ce surplus et de ces valeurs sur lesquelles les créanciers auront un recours pour tout ce qui leur restera dû, c'est-à-dire pour les neuf autres dixièmes de leurs créances.

§. XIV.

Comment s'établit la qualité d'héritiers.

Les héritiers *ab intestat* devront rapporter :

1°. Leur acte de naissance extrait du registre de l'état civil, ou y suppléer par un acte de notoriété, conformément aux articles 70 et 71 du Code civil.

2°. Les actes de décès extraits des registres de l'état civil, tant de l'ancien propriétaire que des personnes intermédiaires qui auraient eu droit de recueillir l'indemnité avec les réclamans, ou avant eux ; à moins que des actes authentiques, tels que partages ou inventaires, ne constatent le décès de l'ancien propriétaire, ou de ses héritiers. — A défaut de registres de l'état civil, d'actes de partage, ou d'inventaires, la preuve du décès pourra se faire par acte de notoriété homologué par le tribunal civil, comme il est dit ci-dessus pour les actes de naissance.

3°. Si l'héritier ne veut prendre que la qualité de *bénéficiaire*, ou s'il entend se prévaloir de la renonciation de ses cohéritiers, il devra produire son acte d'acceptation, ou celui de renonciation de ses cohéritiers (1).

4°. Si les héritiers ignorent le décès de leur auteur, ils pourront faire constater l'absence et demander l'envoi en possession, conformément aux articles 115 et suivans du Code civil.

Les actes de décès ou de naissance, etc., passés en pays étrangers, avec les formalités usitées dans ces pays, seront valables, conformément à l'article 47 du Code civil.

Les héritiers testamentaires devront en outre représenter le testament. Voyez ci-après, §. 16, *in fine*.

Enfin, les uns et les autres devront produire un acte de notoriété dressé devant un juge de paix, constatant l'identité de leur auteur, ancien propriétaire (2).

----

(1) Art. 5, *in fine*, ordonn. du 9 mai 1826, p. 57.

(2) Art. 3 et 5, ordonn. du 9 mai 1826, p. 55 et 57.

8..

§. XV.

De la mort civile.

La mort civile, résultant des lois sur l'émigration, ne peut être opposée à ceux qui en auraient été atteints (1).

§. XVI.

Des donataires et légataires.

Les donataires ou légataires universels sont saisis de l'universalité des droits et actions de celui à qui ils succèdent. Il n'est pas nécessaire pour qu'un héritier ou légataire universel soit saisi d'un objet auquel le testateur aurait eu

---

(1) Art. 2, loi du 30 avril 1826, p. 51. Il me paraît certain d'après cette disposition, qu'on ne pourrait attaquer un testament fait par un colon en état d'émigration, sous prétexte qu'alors il était frappé d'incapacité de tester par sa mort civile; ce qui pourrait faire naître quelques doutes, c'est que la loi du 5 décembre 1814, et celle du 25 avril 1825, consacrent les droits acquis à des tiers par les lois révolutionnaires; et qu'on ne saurait disconvenir que le droit de recueillir la succession et d'écarter l'héritier testamentaire, ne fût un droit acquis aux héritiers légitimes; mais la loi leur ôte si clairement ce droit, qu'on ne saurait le leur reconnaître désormais.

droit, que le testateur ait su que cet objet lui
appartenait. Il suffit que le droit existât et fût
ouvert au jour de sa mort. C'est là le droit commun, et celui qui doit être suivi relativement à
l'indemnité.

On ne pourra donc opposer aux donataires ou
légataires universels, que l'acte d'où viennent
leurs droits, ne leur attribue pas *spécialement* le
droit à l'indemnité.

Mais on pourra leur opposer d'ailleurs toutes
les autres incapacités et nullités résultant du droit
civil, et particulièrement l'incapacité établie par
la déclaration du Roi, du 8 février 1726, ainsi
conçue :

« Voulons aussi que, conformément à ce qui
» est porté par l'article 52 de notre édit du mois
» de mars 1724, tous esclaves affranchis ou nègres
» libres, leurs enfans et leurs descendans, soient
» incapables à l'avenir de recevoir des blancs
» aucune donation entre vifs, ou à cause de mort,
» ou autrement, sous quelque dénomination ni
» prétexte que ce puisse être ; nonobstant ce
» qui est porté par les articles 56, 57 et 59
» dudit édit du mois de mars 1685, auxquels
» nous avons dérogé et dérogeons par ces pré-
» sentes, etc (1). »

_____

(1) Moreau de Saint-Méry, t. 3, p. 159.

Les légataires universels devront produire, pour établir leur qualité, outre une expédition du testament, la preuve de la délivrance s'il y a des héritiers à réserve, ou la preuve qu'il n'en existe pas, et qu'ainsi ils ont été saisis ; cette dernière preuve se fera au moyen d'un acte de notoriété ; enfin, dans ce cas, si le testament est olographe ou mystique, une expédition de l'ordonnance d'envoi en possession, le tout conformément aux articles 1004, 1006 et 1008 du Code civil.

Il suit de ce que nous avons dit plus haut sur la nature de l'indemnité, que le légataire de *tous les biens meubles et effets mobiliers*, exclura l'héritier naturel relativement à l'indemnité.

§. XVII.

Des ayant - cause. — Créanciers. — Cession-naires de droits successifs.

Sous le nom d'ayant-cause sont compris les *cessionnaires de droits* et les créanciers. Ils sont aptes les uns et les autres à réclamer l'indemnité au lieu et place de celui qu'ils représentent (1).

---

(1) Art. 2 de la loi ; art. 1er. de l'ordonnance du 9 mai 1826, p. 51 et 54.

L'article 1166 du Code civil donne aux *créan-ciers* les mêmes droits qu'au débiteur, mais il ne leur en donne pas davantage. Si donc le débiteur n'avait pas réclamé dans les délais prescrits, le créancier ne pourrait le faire utilement après ces délais. C'est aux créanciers à prévenir la négligence de leurs débiteurs, dans le cas où ils auraient à la craindre, en employant la double voie de l'opposition et de la réclamation directe, *comme ayant-cause de leur débiteur.* Cette mesure de prudence ne sera cependant qu'un *acte conservatoire*; et pour obtenir en définitive le paiement de l'indemnité, au lieu et place de leur débiteur, ils devront faire rendre contre celui-ci un *jugement* qui les subroge à ses droits et actions (1).

Les cessionnaires de droits ne sont pas placés dans la même catégorie que les légataires universels; leur titre est une *vente*; ce sera aux tribunaux à en déterminer l'étendue, et à décider, suivant les circonstances, si le droit à l'indemnité s'y trouve compris (2).

---

(1) Art. 46, ordonn. du 9 mai 1826, p. 66.

(2) Tous les auteurs qui ont traité la question de ce que doit comprendre la cession de droits successifs, s'accordent à dire que cette cession, comme tout autre contrat, doit être interprétée d'*après l'intention des parties con-*

§. XVIII.

Comment s'établit la qualité de donataire, légataire ou ayant-cause.

Ils doivent produire, pour la justifier, 1°. leur acte de naissance, ou l'acte qui en tienne lieu. *Voyez* ci-dessus, §. 14.

2°. Un acte de notoriété dressé devant un juge de paix, constatant l'identité de leur auteur (1);

3°. L'acte d'où résultent leurs droits, c'est-à-dire le testament, la donation, la vente ou le titre de créance (2);

4°. Enfin toutes les pièces justificatives que la

---

tractantes. (Art. 1156 et 1163, Code civ.—Voy. Pothier, *de la Vente*, n°. 529 et 530. — Renusson, *de la Subrogation.*—Merlin, v°. *Droits successifs.*—M. Delvincourt, t. 3, p. 175, aux notes.—Arrêt du 3 mars 1817. Grenier C. de Lespinasse, Cour roy. de Riom, confirmé par la Cour de cass. le 25 janvier 1819. Sirey, 19, 1, 239. —Arrêt du 30 décembre 1817, Maynaud Pancemont C. Laferté-Senneterre, Cour roy. de Paris, confirmé, le 18 février 1819, par la Cour de cass.—V. encore la dissertation qui se trouve à la p. 632, t. 1, des *Annales de l'émigration*, par MM. Rochelle et Béguin.)

(1) Art. 5 et 3, ordonn. du 9 mai 1826, p. 57 et 55.

(2) A l'égard des *légataires*, voyez ci-dessus §. XVI, *in fine.*

partie qu'ils représentent aurait été obligée de
produire elle-même (1).

§. XIX.

*Fixation de l'indemnité. — Preuve de la pro-
priété. — Preuve de sa valeur.*

Pour fixer l'indemnité revenant à chaque réclamant, deux opérations sont nécessaires.

1°. Il faut savoir en quoi consistaient les biens
perdus; 2°. ensuite donner une valeur à ces biens.

La consistance des biens perdus se détermine
d'après l'époque précise de la perte, leur valeur d'après la valeur commune des propriétés *en*
1789. L'indemnité est le dixième de cette valeur.

EXEMPLE. Un colon n'avait en 1789 qu'un
terrain vague. Il l'a cultivé et garni de nègres en
1790 et 1791 ; en sorte que, dans cette dernière
année, il avait une sucrerie dont l'atelier était
composé de deux cents nègres, et qui produisait
200,000 livres de sucre blanc. C'est en 1791
qu'il a perdu cette propriété. On recherchera
quelle était, *en* 1789, la valeur d'une sucrerie
produisant 200,000 livres de sucre blanc, et
sur laquelle il y avait deux cents nègres. Or, en
1789, le millier de sucre blanc valait environ

---

(1) Art. 5 et 46, ordonn. du 9 mai 1826, p. 57 et 66.

440 fr.; ce qui donne pour les deux cents milliers 88,000 fr. Voilà le revenu. Le capital était communément de dix fois le revenu ; ce qui donne 880,000 fr. Voilà la valeur de la sucrerie. Le dixième, ou 88,000 fr., forme le montant de l'indemnité.

Supposez, au contraire, qu'un colon qui avait, en 1789, un atelier de deux cents nègres, et une sucrerie qui produisait 200,000 livres de sucre blanc, n'avait plus, en 1791, époque de la perte, que cent nègres et un revenu de 100,000 livres de sucre, son indemnité ne séra que de 44,000 fr.

Preuve de la propriété.

Cette preuve peut s'établir de trois manières différentes : 1º. par actes authentiques ; 2º. par documens; 3º. par enquête.

Des actes authentiques.

Ce sont : ordonnances de concession, contrats de vente, d'échange, transactions, actes de partage, inventaires, testamens, stipulations dotales ou contractuelles, constitutions de rentes perpétuelles ou viagères, transports ou tous autres de ce genre (1).

(1) Art. 3, ordonn. du 9 mai 1826, p. 55.

Des documens.

Les documens sont : 1º. les déclarations portant descriptions et recensemens des biens-fonds qui étaient fournies à l'administration de la colonie , à l'effet de servir à la fixation de l'imposition , mais seulement lorsqu'elles auront date certaine et qu'elles seront revêtues de la signature et de l'attestation de l'officier de milice commandant la paroisse dans laquelle existe la propriété rurale ou urbaine pour laquelle on se pourvoit en liquidation ; 2º. les plans ou extraits de plans possédés par des particuliers , lorsque ces plans dressés par des arpenteurs assermentés se seront trouvés sous des cotes d'inventaire ou énoncés dans des actes authentiques , ou que , par d'autres circonstances , ils auront acquis une date certaine ; 3º. les extraits des plans généraux qui auraient été déposés à la commission, et dont l'authenticité aurait été reconnue par elle ; 4º. les comptes des gérans rendus à leurs propriétaires , soit en France , soit en pays étranger , particulièrement lorsque ces comptes auront acquis une date certaine ; 5º. les états d'évaluation qu'un propriétaire aurait pu avoir faits avant sa mort, comme projet de partage ; 6º. les lettres missives écrites par les propriétaires à leurs femmes, à leurs enfans, à leurs héritiers , à leurs co-sociétaires , en France ou

en pays étrangers ; celles des gérans et procurateurs aux propriétaires ou ayant-droit du propriétaire , lorsque ces lettres auront acquis une
date certaine ; 7°. les comptes des ventes et produits des denrées chargées et expédiées de la
colonie dans les ports de France , et reçues par
des maisons de commerce des différens ports
du royaume ; si ces comptes ont acquis une date
certaine , s'ils sont contenus dans des registres
cotés ou inventoriés , la demande en indemnité
devra relater cette circonstance , et en rapporter
la justification ; 8°. les extraits qui auront été délivrés par le dépositaire des archives de la marine à Versailles , et les états d'apposition ou
de levée de séquestre dont les propriétés donnant lieu à l'indemnité ont pu être l'objet. Enfin tous autres actes ou documens (1).

De l'enquête.

Dans le cas où les réclamans ne pourraient
pas justifier de leurs droits de propriété par
actes ou *documens*, et dans celui où , conformément à ce qui va être dit ci-après , la valeur
de leur propriété ne résulterait pas des actes par
eux produits, ils pourront être admis, *si la*

_____

(1) Art. 3, ordonn. du 9 mai 1826, p. 55.

commission le juge convenable, à faire preuve de leurs droits de propriété, et de la valeur de cette dernière, *par enquête*. A cet effet, ils présenteront requête à la commission. Dans cette requête, ils déclareront pour quelles causes ils sont dans l'impossibilité de faire telle ou telle preuve, de produire tel ou tel titre; ils demanderont qu'il leur soit permis de faire entendre sur tels points telles personnes qu'ils désigneront par leurs noms, prénoms et leurs demeures; ils joindront à cette requête un certificat du garde des archives de la marine à Versailles, constatant qu'il n'existe aucun titre, état de recensement ou tout autre document relatif aux biens dont il s'agit.

Si l'autorisation est accordée, la commission désignera les fonctionnaires qui devront recevoir l'enquête, les personnes qui seront entendues, et les faits sur lesquels elle portera; la décision sera, à la diligence du commissaire du Roi, transmise aux fonctionnaires y dénommés, avec invitation d'y satisfaire dans le plus bref délai (1).

_____

(1) Art. 6, ordonn. du 9 mai 1826, p. 57.

Le nombre des témoins devra être au moins de *trois*. (*Délibération de la commission ci-dessus*, p. 78.)

De la valeur de la propriété.

Il résultera des actes, documens ou enquête, diverses sortes de justifications.

Les uns, tels que les actes translatifs ou attributifs de propriété, contrats de vente ou partage, établiront *le prix* du bien. Les réclamans en recevront le dixième (1).

D'autres, et ce seront particulièrement ceux relatifs aux *maisons et emplacemens urbains,* établiront *le loyer annuel en argent.* Les réclamans recevront une année de ce loyer, sauf une déduction *du dixième* pour les impôts et les réparations (2).

D'autres enfin, et ce seront ceux relatifs aux *habitations proprement dites,* établiront soit le *revenu en nature,* soit *le nombre d'esclaves existant sur l'habitation,* et il y aura ensuite à conclure de ces données quel était le produit annuel *en argent.* Voici quelles sont, à cet égard, les bases posées par la commission de liquidation (3).

---

(1) Art. 6, loi du 30 avril 1826, p. 52.

(2) Art. 14, projet de la commission instituée par l'ordonnance du 1er. septembre 1825. Voyez le Rapport au Roi. — Art. 6, délibération de la commission de liquidation, p. 77. *Suprà.*

(3) Voy. ci dessus, p. 76, art. 4.

Ceux qui fonderont leur réclamation *sur l'é-*
tat des produits de leurs propriétés rurales recevront :

Par millier de sucre en blanc,   440 fr.
        de sucre brut,   250
        de café,   750
        d'indigo,   6,600
        de coton,   1,360
        de cacao,   440
Par boucaut de sirop,   75
Par barrique de tafia,   88

Si la réclamation est fondée sur le nombre de
têtes d'esclaves, chaque tête d'esclave sera esti-
mée de la manière suivante :

Dans une sucrerie *en blanc*,   4,150
Dans une sucrerie *en brut*,   4,000
Si la sucrerie roulait à-la-fois en
    blanc et en brut,   4,075
Dans une *caféière*,   3,250
Dans une *hate, place à vivres*, etc., 2,500

Le prix par têtes d'esclaves des *cotonneries*,
cacaoteries et indigoteries n'est pas encore fixé.

Toute sucrerie qui ne sera pas prouvée rouler
en blanc, sera présumée ne faire que du sucre
brut ; le prix du nègre ne s'établira en conséquence qu'à la dernière évaluation.

Lorsque la réclamation sera fondée sur *l'état*
des revenus ou produits, il faudra ensuite capi-

taliser ces revenus pour avoir la valeur de la
propriété. Cette capitalisation se fera ainsi qu'il
suit :

On prendra pour base de la capitalisation les
produits bruts tels qu'ils seront fixés, sans aucune déduction pour frais.

Les revenus des *sucreries*, de quelque nature
qu'elles soient, sans distinction ni classification,
seront capitalisés par dix fois le revenu brut justifié.

Les revenus des *caféières*, par huit fois.

Le mode de capitalisation des autres produits
n'est pas encore déterminé.

§. XX.

De la demande en indemnité, et ce qu'elle doit contenir.

Toute demande en indemnité doit contenir :

1°. Les noms et prénoms des réclamans ;

2°. Élection de domicile à *Paris ;*

3°. L'énonciation des qualités du réclamant, soit *ancien propriétaire, héritier ou ayant-cause,* et la justification de ces qualités, conformément à ce qui a été dit ci-dessus, §§. 8, 14, 18 ;

4°. La dénomination des biens-fonds, si c'est *sucrerie, indigoterie, maison de ville ou de campagne,* etc., avec l'indication, 1°. de la ville ou paroisse dans laquelle ils étaient situés ; 2°. de leur contenance ; 3°. des diverses cultures y établies ; 4°. des abornemens de ladite propriété ; 5°. de la distance de l'embarcadère ; 6°. de tous les moyens d'exploitation qui y étaient attachés ; 7°. du nombre d'esclaves qui existaient sur les habitations ; 8°. des animaux et usines dont elles étaient garnies ; 9°. de la nature et quantité des denrées récoltées en 1789 ou dans l'année la plus rapprochée de ladite époque, et généralement de tout ce qui peut

9

conduire à déterminer la valeur des biens-fonds.

Ces énonciations devront être appuyées de titres ou documens, conformément à ce qui a été dit ci-dessus, §. 18.

5o. La demande devra, en outre, contenir la déclaration, s'il y a lieu, de la portion des ateliers attachés aux propriétés rurales, qui aurait été cédée ou vendue au gouvernèment anglais, pour être incorporée dans l'armée levée lors de l'occupation d'une partie de la colonie par ce gouvernement, ou qui aurait été emmenée par les propriétaires dans d'autres colonies ou en pays étranger (1).

XXI.

Si la demande peut être présentée sans justification.

Oui, elle peut toujours l'être, à l'effet d'éviter la déchéance dont il va être ci-après parlé; et elle doit être enregistrée, sauf ensuite aux parties à fournir les pièces nécessaires (2).

---

(1) Art. 2, ordonn. du 9 mai 1826. Voyez le modèle, p. 69 et 71.

(2) Art. 8, *ibid.*, p. 58.

§. XXII.

Des moyens de se procurer des titres ou docu-
mens justificatifs.—Exemption des droits de
timbre et d'enregistrement.

Outre ceux qui sont entre les mains des
parties, ou dans les études des officiers ministé-
riels, tout intéressé est autorisé à se pourvoir auprès du garde des archives de la marine à Versailles, en délivrance d'actes, titres ou documens qui peuvent lui être nécessaires. La demande formée à cet effet doit indiquer, autant
que possible, le nom de la juridiction et de la
paroisse, et l'année dans laquelle l'acte réclamé
a été passé, ainsi que le nom du notaire qui
l'a reçu (1). Ces actes seront délivrés sur *pa-*
pier libre (2).

Tous les autres actes et titres produits par les
réclamans, ou *leurs créanciers,* soit devant la
commission, *soit devant les tribunaux,* sont également exempts des droits de timbre et d'enregistrement (3).

_____

(1) Art. 47, *ibid.*, p. 67.
(2) Art. 49, *ibid.*, p. 67.
(3) Art. 10, loi du 30 avril; art. 49, ordonnance du
9 mai, p. 59-67.

La loi ne parle que des titres *à produire* pour *justifier* les droits des colons ou des créanciers ; ce sont les seuls qu'elle exempte des droits de timbre et d'enregistrement; cela m'avait conduit à penser que tout acte qui n'aurait pas ces deux caractères, n'en serait pas exempt. *Un acte d'opposition*, par exemple, n'est ni un acte *produit*, ni un acte *justificatif;* c'est un acte *qu'on fait* pour *conserver* un droit. Il me semblait donc qu'un tel acte devait être soumis au timbre et à l'enregistrement, et qu'il en devait être de même de tous les autres actes, non pas *justificatifs* mais *constitutifs* de l'action, et qu'ainsi tous les actes de procédure et les jugemens à intervenir étaient assujettis aux droits de timbre et d'enregistrement. C'est dans ce sens que j'ai répondu à un membre de la chambre des huissiers de Paris, qui m'avait consulté sur cette difficulté. M. le commissaire du roi près la commission de liquidation ayant été également consulté, a répondu : «que les expressions de la loi, d'accord avec l'intention du législateur, démontraient que les colons ou leurs créanciers devaient être affranchis des droits de timbre et d'enregistrement pour tous les actes ayant pour objet de parvenir à la liquidation de leur indemnité, ou au paiement de leurs créances; et que la saisie-arrêt était bien certainement au nombre de ces actes; que la loi d'ailleurs exemptait expressément les actes produits devant les tribunaux; que la saisie-arrêt devant nécessairement donner lieu à une demande en validité, c'était une raison de plus de décider que la saisie-arrêt et les actes qui l'accompagnent, devaient être exempts de tous droits.»

Il est à désirer que le fisc adopte cette opinion, dont la faveur est si bien due aux pertes qu'éprouvent les colons et leurs créanciers.

§ XXIII.

Du lieu où la demande doit être déposée. — Du registre où elle est portée. — Des réclamans établis hors du territoire.

C'est au secrétariat de la commission, à *Paris,* que les demandes doivent être déposées. Elles y sont portées à leur date et dans l'ordre de leur arrivée, sur le registre ouvert à cet effet. Ce registre est coté et paraphé par première et dernière par un des présidens de la commission. Elles sont en outre revêtues d'un visa signé par le secrétaire en chef, avec indication du numéro et de la date de l'enregistrement.

Le même registre sert également à constater successivement et d'une manière sommaire la suite donnée à chaque affaire jusqu'à sa conclusion. Il énonce le nom du réclamant, celui de l'ancien propriétaire, le montant de l'indemnité qui aura été allouée, la désignation et la situation de l'objet pour lequel elle est accordée.

Des extraits régulièrement certifiés de ce registre et de l'enregistrement des demandes seront délivrés à toutes personnes qui prouveront avoir intérêt à les réclamer (1).

Toutes les lettres et paquets adressés au commissaire du Roi et au secrétaire en chef de la commission, leur sont remis en franchise de droit (2).

Les réclamans établis hors du territoire européen de la France, peuvent remettre leurs demandes en indemnité, dans les colonies, aux administrateurs coloniaux, et dans les pays étrangers, aux ambassadeurs, consuls, vice-consuls et résidens, lesquels transmettront ces pièces au secrétariat, par l'intermédiaire du ministre des affaires étrangères. Mais les demandes qui parviennent par ce moyen au secrétariat, n'ont d'effet *que du jour de leur inscription sur le registre ci-dessus* (3).

―――――――――

(1) Art. 7, ordonn. du 9 mai, p. 58.

(2) Art. 52, *ibid.*, p. 68.

(3) Art. 53, *ibid.*, p. 68.

§. XXIV.

Des délais dans lesquels les demandes doivent être enregistrées au secrétariat.

Les réclamations doivent être formées, *sans égard pour les déclarations sommaires déjà faites*, dans les délais prescrits.

Ces délais sont :

1°. Pour les habitans du royaume, *d'un an*.

2°. Pour ceux qui habitent dans les autres États de l'Europe, *de dix-huit mois*.

3°. Pour ceux qui demeurent hors de l'Europe, *de deux ans*.

Ces délais courent du jour de la promulgation de la loi (1).

Ils sont prescrits *à peine de déchéance*; en conséquence, à la fin du jour de l'expiration des délais ci-dessus relatés, et à partir de la promul-

_____

(1) La promulgation faite par le Roi sera réputée connue, dans le département de la résidence royale, un jour après celui de la promulgation; et dans chacun des autres départemens, après l'expiration du même délai, augmenté d'autant de jours qu'il y aura de fois dix myriamètres (environ vingt lieues anciennes), entre la ville où la promulgation aura été faite, et le chef-lieu de chaque département. Art. 1er., Cod. civ.

gation de la loi dans le département le plus éloigné de Paris, il sera procédé, à la réquisition du
commissaire du Roi, et en présence des présidens
des trois sections, à la clôture des registres. Le
résultat de cette opération sera constaté par un
procès-verbal indiquant l'heure de la clôture,
et le nombre des demandes portées au sommier (1).

§. XXV.

De la preuve supplémentaire que devront conte-
nir les demandes présentées après le délai
d'un an.

Les demandes en indemnité, présentées à
l'enregistrement après le délai d'un an jusqu'à
celui de dix-huit mois, devront être accompagnées de la preuve authentique que le réclamant
habitait dans les autres États de l'Europe, au
moment de la promulgation de la loi.

Les demandes qui seront présentées après
dix-huit mois jusqu'au terme de deux ans, seront appuyées de la preuve authentique qu'au

---

(1) Art. 4 de la loi, art. 9, ordonn. du 9 mai 1826,
p. 52-59.

moment de la promulgation de la loi, le réclamant demeurait hors de l'Europe (1).

§. XXVI.

Du commissaire du Roi. — De son avis et de sa communication aux parties.

Après la réception et l'enregistrement de la demande, elle est transmise au commissaire du Roi, qui vérifie les qualités et les droits des parties (2).

Si ces droits ne sont pas suffisamment justifiés, si les parties sont en contestation entre elles, le commissaire du Roi requiert leur renvoi devant les tribunaux (3).

Il donne son avis sur la quotité de l'indemnité réclamée, etc. (4).

Ces avis sont transmis aux parties, *au domicile qu'elles ont élu à Paris*, afin qu'elles aient à fournir leurs mémoires et observations (5).

---

(1) Art. 10, ordonn. du 9 mai, p. 59.

(2) Voy. l'art. 12, ordonn. du 9 mai; art. 7, loi du 30 avril, p. 60, 52.

(3) Art. 13, *ibid.*, p. 60.

(4) Art. 14, *ibid.*, p. 60.

(5) Art. 15, *ibid.*, p. 60.

§. XXVII.

De la commission.— De sa forme de procéder.—
Du cas où il y a contestation entre divers pré-
tendant-droit. — Du tribunal qui en connaît.

La commission est composée de 27 membres.
Elle est divisée en trois sections. Chaque section
se réunit au moins trois fois par semaine. Elles ne
peuvent délibérer qu'au nombre de cinq membres au moins (1).

Chaque section connaît des réclamations relatives aux propriétés comprises dans un certain
nombre de paroisses suivant le tableau ci-dessus,
p. 72 (2); ce qui n'empêche pas que les réclamations d'un même ayant-droit, et dont l'examen
est attribué à diverses sections, ne soient comprises dans une seule liquidation, si elles sont en
état, et si le réclamant le demande. Dans ce cas,
elles sont soumises à celle des sections qui, à raison de la situation des biens-fonds donnant ouverture à l'indemnité, était appelée à connaître
de la plus forte réclamation (3).

---

(1) Art. 16, 17, 18, 19, 20, 21 et 22, *ibid.*—Art. 5,
loi du 30 avril, p. 60, 61, 57.

(2) Art. 23, ordonn. du 9 mai, p. 61.

(3) Art. 24, *ibid.*, p. 62.

Si l'affaire qui doit, par la situation des biens, être jugée par la première section, concerne un membre de cette section, elle est renvoyée à la seconde ; si c'est un membre de la seconde, elle est renvoyée à la troisième ; enfin, si c'est un membre de la troisième, elle est renvoyée à la première (1).

S'il y a contestation entre divers réclamans sur leurs droits et qualités, ils sont renvoyés devant les tribunaux qui prononcent *comme en matière sommaire*, à moins qu'il ne s'élève quelque question d'état (2). Cependant les contestans peuvent, s'ils administrent la preuve de la réunion en leurs personnes de tous les droits et qualités, demander que la liquidation soit faite collectivement et sans attribution à aucun d'entre eux. Dans ce cas, l'indemnité restera déposée à la caisse de dépôts et consignations, et ne pourra être touchée par les ayant-droit qu'après règlement et partage, soit à l'amiable, soit par justice, et lorsque notification en aura été faite dans les formes légales au directeur de ladite caisse. (3).

Les contestations sont attribuées au tribunal

(1) Art. 25, *ibid.*, p. 62.

(2) Art. 7 et 12, loi du 30 avril; art. 28, ordonn. du 9 mai, p. 52, 54, 62.

(3) Art. 51, ordonn. du 9 mai 1826, p. 68.

du domicile du défendeur, ou, s'il y a plusieurs
défendeurs, au tribunal du domicile de l'un d'eux,
au choix du demandeur (1). Si le défendeur
est un réclamant qui n'ait pas de domicile en
France, il sera assigné au domicile par lui élu
dans sa réclamation (2).

S'il n'y a pas de contestations, ou si elles
sont jugées, la commission procède par une
seule et même décision, 1°. à la reconnaissance
des droits et qualités; 2°. à l'appréciation des
biens suivant leur consistance à l'époque de la
perte, et d'après la valeur commune des propriétés en 1789; 3°. au règlement de l'indemnité au dixième de cette valeur (3). Les délibérations de la commission sont signées du président
et du rapporteur. Elles sont transmises au commissaire du Roi en double expédition par le secrétaire en chef (4).

§. XXVIII.

Notification de la décision aux parties. — Appel.

La décision de la commission est transmise

---

(1) Art. 11 de la loi; art. 50 de l'ordonn., p. 59, 67.
(2) M. Pardessus, sur l'art. 11 de la loi.
(3) Art. 28, ordonn. du 9 mai, p. 62.
(4) Art. 30, ordonnance du 9 mai, p. 63.

par le commissaire du Roi aux parties , *au domicile élu à Paris.*

Les délais de l'appel courent du jour de cette
notification ; ils sont de trois mois.

L'appel s'interjette au moyen d'une requête
déposée au secrétariat de la commission , et
dans laquelle sont développés les motifs de
l'appel.

Le commissaire du Roi a aussi la faculté d'appeler pendant le même délai, à moins que ,
dans l'acte de notification, il n'ait déclaré renon-
cer à cette faculté ; et , dans ce cas encore , il
peut appeler incidemment, si la partie se pourvoit contre la décision (1).

L'appel est jugé par les deux sections qui
n'ont pas rendu la décision , présidées par le
plus ancien des deux présidens dans l'ordre des
nominations (2).

§. XXIX.

Du paiement de l'indemnité. — Des mandats.

. Aussitôt après la réception de la décision , si
le commissaire du Roi a renoncé à la faculté

---

(1) Art. 31, 32, 33, 34, ordonn. du 9 mai, p. 63-64.

(2) Art. 35, *ibid.*; art. 5, loi du 30 avril, p. 64, 57.

d'appeler, ou, après l'expiration des trois mois, s'il n'y a pas renoncé, les parties peuvent, en déclarant ne pas vouloir appeler, requérir l'ordonnancement de l'indemnité.

S'il y a appel, soit de part ou d'autre, l'ordonnancement n'a lieu qu'après la décision définitive.

L'indemnité ainsi ordonnancée est délivrée, par cinquième, d'année en année, aux ayant-droit, au moyen de mandats expédiés en leur nom par le directeur-général de la caisse des dépôts et consignations. Chaque mandat comprend, outre le cinquième du capital, les intérêts à trois pour cent (1), depuis le jour où la partie correspondante des 150 millions a été versée dans la caisse des dépôts et consignations. Ainsi le premier cinquième porte intérêt depuis le 8 novembre 1825 (2), date du versement des trente premiers millions ; supposez un colon liquidé à 100,000 fr., et auquel le mandat du premier

_____

(1) Conformément à l'art. 14 de l'ordonnance du 3 juillet 1816.

(2) C'est pour éviter les fractions que nous supposons que les 30 premiers millions ont été versés le 8 novembre 1825 ; car, dans le fait, le premier paiement a eu lieu, savoir : 6 millions le 8 novembre, 6 millions le 8 décembre, etc.

cinquième, est expédié le 8 novembre 1826 ;
ce mandat comprendra 20,000 fr. pour le premier cinquième en capital, plus 600 fr. pour
une année d'intérêt à trois pour cent ; au total 20,600. — Il en sera de même des autres
mandats (1). L'ordonnancement du dernier
cinquième sera accru ou diminué, au centime le
franc des indemnités liquidées, de l'excédant ou
du déficit qui sera reconnu lorsque la liquidation
aura été terminée (2). Si cet excédant, par exemple, est de 15,000,000 fr., c'est-à-dire du dixième
de l'indemnité totale, chaque indemnité parti-
culière sera augmentée d'un dixième. Celui qui
aura été liquidé à 100,000 fr. recevra un cinquième mandat de 30,000 fr. ; si, au contraire,
il y a un déficit de 15,000,000 fr., le dernier
mandat ne sera que de 10,000 fr.

Les parties sont instruites de la confection du
mandat par une *lettre d'avis* qui leur est adres-
sée au domicile par elles élu à Paris. — Le mandat est remis par le directeur de la caisse des dépôts et consignations, sur la représentation de
cette lettre d'avis.

---

(1) Art. 40, ordonn. du 9 mai ; art. 8, loi du 30 avril,
p. 65, 53.

(2) Art. 39, ordonn. ; art. 8 de la loi, p. 65, 53.

Si le porteur de la lettre d'avis est autre que
la partie dénommée au mandat, il doit, pour
en toucher le montant, justifier d'un pouvoir
spécial en due forme (1).

Les mandats sont acquittés, à Paris, par le
caissier de la caisse des dépôts et consignations (2).

Et, dans les départemens, par les receveurs-
généraux (3). Si l'ayant-droit veut être payé ailleurs qu'à Paris, il doit le déclarer dans sa demande, et indiquer le département où il veut
être payé (4) ; le mandat fait alors mention du
receveur-général qui doit l'acquitter.

§. XXX.

Des créanciers. — Des droits des créanciers à
l'égard de l'héritier bénéficiaire.

Les créanciers des colons de Saint - Domingue ne peuvent former opposition sur l'indemnité que pour un *dixième* du capital de leur

---

(1) Art. 43, p. 65. C'est-à-dire passé devant notaires,
ou sous signature privée, mais légalisé et enregistré.
(2) Art. 42, *ibid.*, p. 65.
(3) Art. 42, *ibid.*, p. 65.
(4) Art. 36, *ibid.*

créance. C'est une exception au droit commun, suivant lequel *tous* les biens du débiteur sont le gage commun de ses créanciers ; mais comme la faculté de faire des saisies-arrêts dérive du droit civil, la loi peut la modifier. Certaines valeurs en sont *entièrement* affranchies. L'indemnité des colons a donc pu l'être *en partie*.

Mais ce n'est que relativement aux *saisies-arrêts* que la loi peut disposer. Elle ne peut atteindre les *droits* des créanciers. Ces droits restent les mêmes ; ils peuvent être utilement exercés sur les autres biens du débiteur ; sur la portion elle-même de l'indemnité qui a perdu son caractère d'insaisissable en sortant des caisses de l'État. Tous les amendemens qu'on a proposés dans les deux chambres en faveur des débiteurs, ont été rejetés comme tendant plus ou moins à la mesure odieuse *de l'abolition des dettes* (1). C'est à l'indemnitaire à mettre la portion que la loi lui réserve à l'abri des poursuites

(1) Voyez les séances de la Chambre des Députés des 15, 16 et 18 mars, et notamment le discours de M. Pardessus, séance du 18 mars. — Rapport de M. le baron Mounier à la Chambre des Pairs, *Moniteur* du 16 avril 1826; le discours de M. de Portalis, *Moniteur* du 25 avril 1826.

de ses créanciers, en l'employant en achats de valeurs insaisissables, telles que, actions de la banque, inscriptions sur le grand-livre de la dette publique, effets au porteur émis par les compagnies industrielles, etc. « Le colon à qui la loi réserve la portion d'indemnité dont il s'agit, a incontestablement le droit de la placer d'une manière qui lui assure la jouissance ultérieure du bienfait de la loi; et lorsque, pour la placer ainsi, il se sert des moyens avoués par les lois, lorsqu'il achète des effets que ces lois elles-mêmes mettent à l'abri des saisies-arrêts, il ne blesse pas le droit commun (1). »

Les créanciers sont payés eux-mêmes *aux mêmes termes que les colons reçoivent leur indemnité* (2), c'est-à-dire que chaque fois que le colon recevra un cinquième, le créancier recevra un cinquième du dixième pour lequel il lui est permis de saisir, ou deux pour cent de sa créance.

Si l'indemnité est recueillie par un héritier bénéficiaire, les créanciers auront droit d'être payés *intégralement* de leurs créances: ils absor-

_____

(1) M. Pardessus, séance de la Chambre des députés du 18 mars 1826.

(2) Art. 9, loi du 30 avril 1826, p. 53.

beront toute l'indemnité si elle est nécessaire
pour les remplir de leurs droits, et l'un après
l'autre chacun de ses cinquièmes. Ce ne sera
plus alors par la voie d'*opposition* qu'ils devront
agir, mais par l'action en reddition des comptes
contre l'héritier bénéficiaire qu'ils pourront as-
sujettir à donner caution. Voy. ce que j'ai déjà
dit à cet égard, pag. 113 ci-dessus.

§. XXXI.

Des droits des créanciers entr'eux. — Du ven-
deur.—Des rentiers viagers.—Des intérêts.

Les droits des créanciers sur l'indemnité étant
réduits au dixième de leur quotité réelle, ce
dixième étant payable par cinquième, il arri-
vera rarement que l'indemnité *entière* ne soit
pas suffisante pour acquitter *intégralement* le
dixième dû à chaque créancier, et par conséquent il ne pourra s'élever entre eux aucune contestation de *préférence.*

Qu'on suppose un colon ayant une habitation
d'un million et devant 800,000 fr., il recevra
une indemnité de 100,000 fr., dont le premier
cinquième sera 20,000 fr. Ses créanciers ne pourront saisir cette indemnité que jusqu'à concurrence d'une somme de 80,000 fr., dont le cinquième sera 16,000 fr. Ainsi le premier cin-

10..

quième suffira et au-délà pour satisfaire aux
droits que *tous* les créanciers pourront faire valoir sur ce premier cinquième.

Mais si le colon doit plus qu'il n'avait ; si, par
exemple, dans l'hypothèse où il a droit à une
indemnité de 100,000 fr., il doit 1,500,000 fr.,
dont le dixième est de 150,000 fr., il est clair
que, dans ce cas, il s'en faudra encore de 50,000 fr.
que l'indemnité entière puisse suffire à satisfaire
tous ces créanciers. Il s'établira alors entre ceux-
ci une *contribution* dans laquelle chacun sera
payé au marc le franc de ses droits, sans différence entre les créanciers *antérieurs* et les créanciers *postérieurs* à la perte de la propriété;
sans aucune distinction entre les *hypothécaires*
et les *chirographaires*; car, comme on l'a dit
ci-dessus, §. 3, l'indemnité est purement *mobi-
liaire*. Ce n'est pas un prix, mais de simples
dommages-intérêts.

Un seul créancier, dans le cas de concurrence, pourra réclamer la priorité, c'est le *vendeur* à qui sera dû le *prix*, ou *partie du prix*
du fonds, ou des esclaves mis sur ce fonds; mais
ce vendeur ne pourra lui-même saisir que pour
le dixième de ce qui lui sera dû (1).

_____

(1) On avait demandé que la *totalité* de l'indemnité fût

Le *rentier viager* pourra former saisie-arrêt jusqu'à concurrence du capital nécessaire pour lui assurer à l'avenir le service du dixième de sa rente; car ce n'est que dans le service de cette rente que consiste son droit, et ce droit est réduit au dixième. Ainsi, si la rente est de 5,000 fr., il aura droit à 500 fr. de rente, et il formera opposition pour une somme de 10,000 fr. dont le capital devra être placé de manière à produire ladite rente de 500 fr., qui appartiendra au rentier pendant toute sa vie, le principal retournant au débiteur ou à ses autres créanciers après la mort du rentier viager.

Au moyen de cette saisie, le service *futur* de la rente sera assuré; mais *quid* à l'égard des *arrérages échus ?* On prétend que ces arrérages

---

attribuée au vendeur non payé. (Amendemens de M. de Ricard et de M. Bounet; Chambre des députés, séance du 15 mars 1826.) Cette proposition a été repoussée avec raison. Le vendeur ne peut être placé dans une position plus favorable que s'il était resté propriétaire, ou s'il avait fait prononcer la résolution de la vente; or, dans l'une et dans l'autre hypothèse, il n'aurait eu droit qu'au dixième de son prix. Il est juste que l'excédant, s'il y en a, par suite des améliorations que l'acheteur peut avoir faites sur le fonds, appartienne à cet acheteur ou à ses créanciers personnels.

doivent être considérés comme des *capitaux* qui sont dus chaque année : s'il en était ainsi, ils ne seraient soumis qu'à la prescription de trente ans ; cependant c'était autrefois , sous l'ordonnance de Louis XII, de 1510, une question sur laquelle Pothier n'osait se prononcer positivement, que de savoir si ces arrérages n'étaient pas prescriptibles par cinq ans , comme tous autres arrérages (1). Le Code civil , art. 2277 , a tranché la difficulté en faveur de la prescription de cinq ans ; d'où il faut conclure que ces arrérages ne sont autre chose que des *intérêts*; et comme les créanciers des colons ne peuvent saisir que pour le dixième du capital de leur créance (2) , le rentier n'a pas d'actions sur l'indemnité pour les arrérages échus , quelle que soit la somme à laquelle ils puissent monter et les actes conservatoires qu'il ait faits , et ceci s'applique aux *intérêts* de toutes les créances en général.

Sans doute , aux termes du droit commun, les arrérages et intérêts échus à l'égard desquels

_____

(1) Pothier, *du Contrat de constitution de rente*, t. 2, p. 96, n°. 254.

(2) Art. 9, loi du 30 avril 1826; art. 45, ordonn. du 9 mai 1826, p. 59, 66.

il y a eu demande judiciaire ou convention spéciale, sont considérés à leur tour comme des capitaux, puisqu'ils produisent des intérêts (1); mais ce ne sont toujours que les intérêts du capital primitif, et c'est seulement pour le dixième de ce capital *primitif* que le législateur permet aux créanciers de saisir. Cela résulte de la relation qu'il a voulu établir entre le créancier et le débiteur; l'un ne reçoit que le dixième de sa propriété, l'autre que le dixième de sa créance; si l'on avait égard aux actes conservatoires qui, depuis trente-six ans, ont pu changer les intérêts en capitaux, il en résulterait que, par le fait, les créanciers saisiraient pour près de trente pour cent de leur créance.

Il en serait autrement à l'égard des *frais et dépens* auxquels le débiteur aurait pu être condamné. Ces frais formant une créance distincte, nouvelle, pourraient devenir l'objet d'une saisie, mais seulement jusqu'à concurrence du dixième de leur montant.

(1) Art. 1154, C. civil.

§. XXXII.

Des formes de l'opposition. — Des contesta-
tions entre les créanciers et les ayant-droit.
— Du tribunal qui doit en connaître.

L'opposition devra être faite dans la forme
ordinaire et telle qu'elle est établie par les articles 157 et suivans du Code de procédure civile. Les lois des 19 février 1792 et 30 mai
1793 ne sont pas applicables ici; ce n'est pas le
trésor qui est débiteur.

Il devra donc y avoir dénonciation et assignation en validité donnée au débiteur.

Si ce débiteur est connu, l'assignation lui sera
donnée devant le tribunal de son domicile ou
celui de sa résidence; s'il y en a plusieurs, devant le domicile de l'un d'eux (1).

Si le débiteur n'a ni domicile ni résidence en
France, *mais qu'il ait réclamé*, l'assignation
lui sera donnée devant le tribunal de la Seine, au
domicile qu'il aura dû nécessairement élire à
Paris (2).

---

(1) Art. 59, n°. 1, Code de proc. civ.; art. 11, loi du
30 avril, p. 53.

(2) M. Pardessus, sur l'art. 11 de la loi ; Chamb. des

Les créanciers feront donc sagement, s'ils sont incertains sur la qualité de leur débiteur, ou le lieu de son domicile, d'attendre, pour former leur opposition, que ce débiteur ait réclamé, ce qui leur sera facile de connaître, puisqu'ils ont le droit de demander des extraits du registre sur lequel toutes les réclamations sont por-tées (1).

Cependant si à l'expiration de l'année, terme du plus court délai, il n'y a point encore de réclamation formée, les créanciers devront la former eux-mêmes comme ils y sont autorisés (2), et à moins qu'ils ne soient porteurs d'un jugement qui les mette au lieu et place de ce débiteur, ils auront à actionner ce dernier, afin d'obtenir un pareil jugement, sans lequel il ne pourrait être donné suite à la réclamation (3); cette assignation sera donnée devant le tribunal du domicile ou de la résidence, si le débiteur demeure en France, et devant le tribunal du domicile du créancier, si le débiteur a

---

députés, séance du 18 mars 1826. — Art. 2, ordonn. du 9 mai, p. 54.

(1) Art. 7, ordonn. du 9 mai, *in fine*, p. 58.

(2) Art. 46, *ibid.*, p. 66.

(3) Art. 46, *ibid.*, p. 66.

son domicile en pays étranger, ou si son domicile est inconnu (1).

(1) Voy. art. 14, Code civ. — Arrêt de la C. de cassat. du 7 septembre 1808; Sirey, t. 8, 1re part., p. 455. — Art. 69, nos. 8 et 9, Code de proc. civ.

FIN.

TABLE DES MATIÈRES.

PREMIÈRE PARTIE

DEUXIÈME PARTIE.

FIN DE LA TABLE.

IMPRIMERIE ANTHELME BOUCHER,
rue des Bons-Enfans, n°. 34.

www.ingramcontent.com/pod-product-compliance
Lightning Source LLC
Chambersburg PA
CBHW060802110426
42739CB00032BA/2485